Handwerk der Psychotherapie
Band 7

Psychotherapie-Verlag

Handwerk der Psychotherapie

herausgegeben und begründet von

Steffen Fliegel, Münster

Arist von Schlippe, Osnabrück/Witten

Ulrich Streeck, Göttingen (†)

Psychotherapie-Verlag

Tübingen

Julia Schuchardt & Eckhard Roediger

Schematherapie

herausgegeben
von
Steffen Fliegel

Psychotherapie-Verlag

Tübingen
2024

Kontaktadressen

Dipl.-Psych., PP Julia Schuchardt
Institut für Schematherapie-Konstanz
E-Mail: schematherapie-konstanz@gmx.de
www.schematherapie-konstanz.de

Dr. Eckhard Roediger
Frauenlobstraße 64
60487 Frankfurt a. M.
E-Mail: kontakt@eroediger.de
www.schematherapie-roediger.de

Bibliografische Information der Deutschen Nationalbibliothek
Die Deutsche Nationalbibliothek verzeichnet diese Publikation in der Deutschen Nationalbibliografie; detaillierte bibliografische Daten sind im Internet über http://dnb.d-nb.de abrufbar.

1. Auflage 2016
2., überarbeitete Auflage 2024

Hechinger Straße 203
72072 Tübingen

E-Mail: mail@psychotherapie-verlag.com
Internet: www.psychotherapie-verlag.com

Umschlag: Winkler_Design, Tübingen
Gestaltung & Satz: Julia Franke, Tübingen
Druck und Bindung: CPI books GmbH, Leck

Online-Materialen zum Herunterladen:
https://www.psychotherapie-verlag.com/download/

Auch als E-Book verfügbar: ISBN 978-3-86333-907-4

ISBN 978-3-86333-207-5

Inhalt

Für meine geliebte Gang: Moritz, Louis, Livia und Lina Lu
(Julia Schuchardt)

Für alle Menschen, die sich und anderen bessere Eltern sein wollen,
als sie selbst hatten.
(Eckhard Roediger)

Geleitwort des Buchherausgebers

Jeffrey E. Young, der Begründer der Schematherapie, nennt die Verhaltenstherapie als sein Zuhause. So studierte er zunächst bei Joseph Wolpe, um später in Forschung und Ausbildung eng mit Aaron Beck zusammenzuarbeiten. Seine schematherapeutischen Ursprünge lassen sich zurückverfolgen bis in die Zeit, als er vorwiegend bei Patient*innen mit Persönlichkeitsstörungen und chronifizierten psychischen Störungen mit seinem kognitiv-verhaltenstherapeutischen Ansatz an Behandlungsgrenzen stieß. Young erweiterte die Verhaltenstherapie um psychodynamische Konzepte und ergänzte mit Elementen aus anderen etablierten Theorien und Therapieverfahren, insbesondere der Gestalttherapie, der Hypnotherapie und der Transaktionsanalyse. Die Schematherapie erhebt dabei nicht den Anspruch eines eigenen Psychotherapieverfahrens, sie beschäftigt sich mit dem Schemakonzept als vor allem handlungsbestimmende Grundannahmen der Person über sich selbst und ihrer Umwelt (z. B. Bezugspersonen). Unter Schema – der Begriff findet bereits bei Piaget seinen Ursprung – versteht sie einen Plan, der Menschen die Organisation von Wahrnehmung, Denken und Handeln ermöglicht. Schemata bilden sich bereits in der Kindheit und Jugend aus und stellen eine realitätsbasierte Repräsentation in der Umwelt des Kindes dar.

Psychische Probleme entstehen nach dem schematherapeutischen Konzept, wenn menschliche Grundbedürfnisse insbesondere durch schädliche Kindheitserlebnisse verletzt werden. Folgerichtig sind Ziel und Schwerpunkt der Schematherapie, ein solch gelerntes „maladaptives“ Verhalten in „funktionales“ Verhalten zu verändern, und zwar durch Erlebnisaktivierung, Klärung und schließlich Bewältigung. Hierfür werden den Patient*innen, unterstützt durch eine einfühlsame und auch direktive therapeutische Beziehung, innere und äußere, konstruktive und problemlösende Bewältigungstechniken vermittelt.

So viel als kurze Einführung und Überblick. Warum, wann und wie Schematherapie konkret funktioniert, dies alles ist sehr ausführlich und äußerst praxisnah in diesem siebten Band der Reihe Handwerk der Psychotherapie beschrieben.

Münster, im Februar 2016 *Steffen Fliegel*

1

Zwei Fallvignetten als Praxisbeispiele

Die folgenden zwei Fallbeispiele begleiten als Praxisfälle durch das gesamte Buch, füllen die einzelnen vorgestellten Inhalte mit Leben und dienen der praktischen Veranschaulichung.

1.1 Frau Maria O. – Borderline-Persönlichkeitsstörung und rezidivierende mittelgradige depressive Episode

Frau Maria O., 21 Jahre, Studentin, lebt in einer Wohngemeinschaft mit zwei anderen Studentinnen. Die normalgewichtige, attraktive Frau wird zur Therapie vorstellig mit folgenden Symptomen: niedergeschlagene Stimmung, regelmäßige „emotionale Zusammenbrüche", suizidale Gedanken, ein Suizidversuch im Alter von 16 Jahren mit Tabletten, Antriebsprobleme, Ein- und Durchschlafstörungen, massive Selbstwertproblematik, Ausbrüche intensiven Ärgers, selbstschädigendes Verhalten in Form von Selbstverletzungen an Armen und Beinen, im Winter stundenlanges Frieren im Freien. Ferner berichtet sie über anklammerndes Verhalten in intimen Beziehungen mit übermäßigen Anstrengungen, nicht verlassen zu werden, exzessive Sorgen in Form von Grübelgedanken, das Studium nicht zu schaffen trotz sehr guter Noten, sowie Selbsthass in Bezug auf den eigenen Körper (weibliche Figur bei Normalgewicht).

Frau O. berichtet von einer „einsamen Kindheit", beide Eltern hätten ganztags gearbeitet. Ihr Vater (52 Jahre, Garten- und Landschaftsarchitekt) sei in ihrer Erinnerung immer weg gewesen und ihre Mutter (49 Jahre, Lehrerin) habe neben der Arbeit keinen Raum für die Sorgen und Probleme der Tochter gehabt. Selbst wenn die Mutter zu Hause gewesen sei, habe sie nicht mit der Patientin gespielt, sondern sie meist ignoriert. Der zwei Jahre ältere Bruder sei der „Mustersohn" gewesen, unkompliziert, fröhlich, gutaussehend und gut in der Schule. Frau O. habe den älteren Bruder als Konkurrenz erlebt und nie einen engen Kontakt zu ihm gehabt. Als Jugendliche habe Frau O. die Mutter sehr infrage gestellt und kritisiert und sei dafür von ihr stark verbal abgewertet worden. Ihr Vater habe sie nie vor der Mutter in Schutz genommen und gleichgültig reagiert. Die Ehe der Eltern beschreibt Frau O. als angespannt, es habe viel Streit zwischen den Eltern gegeben, sie könne sich nicht erinnern, dass es Zärtlichkeiten zwischen den Eltern oder der Eltern ihr gegenüber gegeben habe. Als die Patientin elf Jahre alt ist, hätten sich die Eltern getrennt. Der Vater habe eine Wohnung in der Nachbarschaft bezogen und die Geschwister wohnten tageweise mal bei der Mutter und mal bei dem Vater. Dabei habe es keine festen Regeln gegeben, sodass es für Frau O. oft unberechenbar gewesen sei, wo sie die nächsten Tage wohnen werde. In der Schule sei sie mittelmäßig bis gut gewesen, habe aber trotz Anstrengungen nie den sehr guten Notendurchschnitt ihres Bruders erreichen können. Freundinnen habe sie in der Schule schon gehabt, sie hätte aber nie zu den Mädchen gehört, die wirklich „angesagt“ gewesen seien. Mit 14 Jahren habe sie ihren ersten Freund, mit 15 habe sie mit einem Urlaubsflirt den ersten sexuellen Kontakt gehabt. Bis heute empfinde sie beim Sex kaum Lust, sie „mache es eigentlich nur, weil es dazu gehöre“ und sie den Männern gefallen wolle. Aktuell sei sie sehr verliebt in ihren neuen Freund, mit dem sie seit acht Wochen zusammen sei. Sie habe aber panische Angst, dass er sie verlassen könnte. Sie klammere sich an ihn und müsse jeden Tag mehrfach telefonieren oder 20–30 Kurznachrichten von ihm empfangen, um sich etwas zu beruhigen. Aktuell seien beide so verliebt, dass der ständige Kontakt ihrem Freund nichts ausmache, sie kenne es aber aus vorherigen Partnerschaften, dass sie den Männern dann bald zu viel werde und auf die Nerven falle.

Aktuell gehe Frau O. zur Gewichtsregulation ab und zu joggen, in der zweiten Therapiehälfte schließt sie sich einer Yoga-Gruppe an. Die Patientin hat generell gute Kontakte zu Kommiliton*innen, mit ihren Mitbewohnerinnen ist sie befreundet. Wenn „die Stimmung im Keller sei“, ziehe sie sich zurück und klammere sich noch mehr an ihren Partner.

Frau O. gibt als eigene Therapieziele an, sie wünsche sich eine stabile Stimmung und die Fähigkeit, besser mit ihren starken Gefühlen umgehen zu können. Darüber hinaus möchte sie ein gesünderes Selbstwertgefühl, das sich auch darin äußere, dass sie sich in ihrer Partnerschaft weniger abhängig fühle, sich in ihrem Körper wohler fühle und sich von ihrer Mutter nicht mehr so fertigmachen lasse.

Frau O. kommt für 60 Stunden einmal in der Woche in die ambulante Psychotherapie. Gegen Ende der Therapie wird die Sitzungsfrequenz auf alle 14 Tage verlängert. Da die Patientin unter einer Borderline-Persönlichkeitsstörung leidet, bietet sich eine schematherapeutische Behandlung an.

1.2 Frau Bettina R.– Narzisstische Persönlichkeitsstörung und rezidivierende mittelgradige depressive Episode

Frau R., 38 Jahre, verheiratet, drei Kinder (zwei, fünf und sieben Jahre), abgeschlossene Ausbildung zur Bürokauffrau, in den letzten zehn Jahren nicht berufstätig, lebt mit ihrer Familie auf dem Land. Frau R. kommt in Behandlung wegen ihrer wiederkehrenden depressiven Stimmungslage mit Suizidalität, Antriebslosigkeit, Appetitlosigkeit, selbstabwertenden Grübelgedanken, Überforderungsgefühl als Mutter, Unzufriedenheit mit ihrer Lebenssituation und Ehekonflikten. Sie berichtet von Gefühlen innerer Leere und Einsamkeit, großer Empfindlichkeit bei empfundenen Niederlagen, große Selbstwertschwankungen, Angst, Schwäche zu zeigen, und ihrer Orientierungslosigkeit bezüglich ihrer Zukunft. Ihr Mann habe eine politische Führungsposition im Landkreis und sei viel unterwegs, auch abends auf sozialen Anlässen. Ihre Ehe beschreibt Frau R. als distanziert, sie vermisse Zuwendung und körperliche Zärtlichkeit von ihrem Mann, es gebe neben der gemeinsamen Organisation des Alltages wenig Gespräche zwischen ihnen. Sie zeigt hohes Anspruchsdenken, vor allem Erwartungen an ihren Mann, dass er ihre Wünsche von ihren Augen ablesen müsse. Sexualität gäbe es zwischen ihnen so gut wie nie, er schiene darunter nicht zu leiden, während sie es sich öfter wünsche. Wenn es ihr schlecht gehe und sie depressiv sei, fühle sich ihr Mann davon überfordert und ziehe sich noch mehr zurück.

In ihrer Kindheit sei Frau R. als eines von fünf Kindern mitgelaufen. Ihr ältester Bruder habe die jüngeren Geschwister oft versorgen müssen, sei davon aber genervt und überfordert gewesen. Sie habe zwei Schwestern (35 und 40 Jahre) und zwei Brüder (34 und 43 Jahre). Sie käme aus einem streng katholischen Elternhaus, ihre Mutter sei Hausfrau, ihr Vater von Beruf Beamter im gehobenen öffentlichen Dienst. Er habe viel gearbeitet und sich mit den Kindern nicht beschäftigt. Wenn er abends zu Hause gewesen sei, habe er seine Ruhe gewollt und sich ins Arbeitszimmer zurückgezogen. Ihre Mutter habe oft geweint und sei dann tagelang nicht aus ihrem Schlafzimmer herausgekommen, dann habe sich die Haushaltshilfe notdürftig um die Kinder gekümmert. Sie habe sich damals immer große Sorgen um die Mutter gemacht und befürchtet, dass sie sterben müsse. Den Kindern habe niemand erklärt, was los gewesen sei. Mit ihrem Wissen von heute nehme sie an, dass ihre Mutter auch unter Depressionen gelitten habe, dies sei aber bis heute ein Tabuthema. Vor zwei Jahren sei ihre Mutter an Krebs gestorben. In der Schule sei sie mittelmäßig gewesen, es habe sich aber auch niemand für ihre Schulleistungen interessiert. Ihr Vater habe nur bei seinen Söhnen auf die Noten geschaut. Die Ausbildung habe sie nach der Schule gemacht, weil sie nicht so habe „enden wollen wie ihre Mutter als unglückliche Hausfrau". Die Ausbildungszeit sei aber eine Quälerei gewesen. Der Beruf sei eigentlich unter ihrem Niveau, sie habe aber auch keine andere Perspektive.

Im therapeutischen Erstkontakt wirkt Frau R. teils überheblich und skeptisch gegenüber der Behandlung durch die jüngere Therapeutin. Die Patientin hat bereits eine tiefenpsychologische Therapie und eine homöopathische Behandlung hinter sich, die sie nach eigenen Angaben nicht längerfristig stabilisiert haben. Manchmal sucht sie eine Kirche zum Beten auf, das helfe ihr ein wenig.

In ihrer Freizeit gehe sie gerne in die Natur, ihr christlicher Glaube gebe ihr in schweren Momenten Halt und bewahre sie auch vor einem Suizid. Soziale Kontakte habe sie viele, vor allem bedingt durch die sozialen Verpflichtungen ihres Mannes, denen sie sich abends oft anschließen müsse. Eigene Freundinnen habe sie nicht, mit der Nachbarin spreche sie ab und zu über Alltagssorgen mit den Kindern. In letzter Zeit ziehe sie sich aber immer mehr zurück. Die Berufsveranstaltungen ihres Mannes könne sie gar nicht mehr begleiten. Die eigenen Kinder würden ihr oft zu viel, dann säße sie nur noch weinend in der Küche. Wenn sie gar keine Kraft für den Alltag habe, nehme sie die Hilfe einer Dorfhelferin in Anspruch. Dabei sei sie aber immer in Sorge, dass die Dorfbewohner*innen über ihren Zustand lästern würden, ihr Mann wolle aufgrund seiner Stellung nicht unangenehm auffallen.

Frau R. gibt als Therapieziel an, in eine positive und zuversichtliche Stimmung kommen zu wollen, sie wünsche sich Hilfe für mehr Struktur in ihrem Alltag, mittelfristig eine Lebensaufgabe über das Muttersein hinaus, weniger Stress mit ihrem Mann und Hilfe bei den teils sehr schwierigen Interaktionen mit ihrem Vater, den Schwiegereltern und Dorfbewohner*innen.

Frau R. kommt für 50 Stunden einmal in der Woche in ein ambulantes Therapiezentrum. Aufgrund der rezidivierenden depressiven Episoden, unter denen die Patientin schon seit 20 Jahre leidet, und der narzisstischen Persönlichkeitsproblematik wird der Patientin eine Schematherapeutin empfohlen.

2

Grundlagen des therapeutischen Konzeptes

2.1 Warum und wann Schematherapie?

Der Begründer der Schematherapie, Jeffrey Young, war ab 1980 klinischer Direktor des Beck'schen Zentrums für kognitive Verhaltenstherapie. Als Mitarbeiter am Institut von Aaron Beck fiel ihm auf, dass ein Teil der Patient*innen nicht genügend von der Kognitiven Therapie profitierte, unter anderem weil Patient*innen sich nicht ausreichend auf die Therapie einlassen konnten. Die Therapieergebnisse waren vor allem bei Patient*innen mit Persönlichkeitsstörungen unbefriedigend. Young beobachtete, dass diese Patient*innengruppe nur bedingt von strukturierten, kognitiven Konzepten profitieren konnte, denn sie waren primär beziehungs- bzw. interaktionsgestört. Als Teil dieses Störungsspektrums zeigte sich auch, dass diese Patient*innen immer wieder wechselnde, emotionale Schwankungen, Probleme und Symptome aufwiesen. Das erschwerte ein stringentes, kognitives Vorgehen. Young arbeitete drei wesentliche Bereiche heraus, die er in dem kognitiv-behavioralen Modell nicht berücksichtigt sah:

- die biografische Entstehung von überdauernden Erlebens- und Verhaltensmustern
- das emotionale Erleben der Patient*innen und
- die Beziehung zwischen Patient*in und Therapeut*in im Hier und Jetzt.

1984 formulierte er bereits seine ersten Ideen in Form von Seminarskripten, in denen er diese drei Aspekte berücksichtigte. Young entwickelte sein Konzept der Schematherapie immer weiter, indem er Elemente und Techniken aus anderen Therapieansätzen zu einem konsistenten, verhaltenstherapiekompatiblen Modell verband.

Die Schematherapie entspringt also dem Ansatz der kognitiven Verhaltenstherapie, die den Vorteil einer klaren Konzeptualisierung und eines leicht verständlichen und rationalen Vorgehens hat. Schematherapie bezieht sich dabei aber nicht nur auf aktuelle Interaktionsprobleme, sondern fokussiert auch auf deren Entstehungsgeschichte, die überwiegend in der Kindheit und Jugend liegt.

Die konventionelle Anwendung der Schematherapie hat noch viele Gemeinsamkeiten mit der Kognitiven Therapie, wenn auch unter Einbeziehung für die Verhaltenstherapie neuer erlebnisaktivierender Techniken. Der hier dargestellte schematherapeutische Ansatz geht darüber hinaus den Schritt von einer kognitiven zu einer metakognitiven Perspektive, was die Schematherapie zu einer Methode der „dritten Welle" macht (Hayes, 2004; Roediger & Valente, 2024). Dies findet in der Konzeptualisierung des „gesunden Erwachsenenmodus" (siehe im Folgenden vor allem Kap. 4.5 und 4.6) als metakognitive „innere Außenperspektive" seinen Ausdruck, was neben der konsequenten Anwendung der erlebnisaktivierenden Techniken eine wesentliche Erweiterung gegenüber der klassischen Kognitiven Therapie darstellt.

Bei welcher Patient*innengruppe ist der Einsatz von Schematherapie sinnvoll?

Die Schematherapie kann für *fast alle* Persönlichkeitsstörungen eingesetzt werden und ist darüber hinaus für Persönlichkeitsstrukturen anwendbar, die Achse-I-Störungen bzw. Symptomstörungen aufrechterhalten. Entsprechend gibt es erste Modelle und klinische Evidenzen für eine Anwendbarkeit bei therapierefraktären Achse-I-Störungen, zum Beispiel therapieresistenten Zwangsstörungen (Gross, Stelzer & Jacob, 2012), Essstörungen (Simpson, Morrow, van Vreeswijk & Reid, 2010) und chronischen Depressionen (Renner, Lobbestael, Peeters, Arntz & Huibers, 2012).

Nicht indiziert ist nach unserer Ansicht eine Schematherapie dann, wenn bereits durch den Einsatz von verhaltenstherapeutischen Basisstrategien eine ausreichende Besserung erzielt werden kann, zum Beispiel bei Problemen, die nicht als Teil eines überdauernden Musters verstanden werden müssen. Dennoch können schematherapeutische Erklärungsansätze auch hier im Sinne einer biografisch-systemischen Ausrichtung der Verhaltenstherapie helfen, das Bedürfnis der Patient*innen nach Ursachenklärung und biografischer Einordnung des Störungsgeschehens zu befriedigen (Zarbock, 2008).

Besondere Vorsicht ist mit Schematherapie bei allen Störungen des Psychosespektrums geboten, da bisher galt, dass der Einsatz der emotionsaktivierenden Techniken eine psychotische Dekompensation begünstigen kann. Eine neue Studie zur Trauma-Exposition bei Patient*innen mit einer schweren psychotischen Störung und einer Posttraumatischen Belastungsstörung (van den Berg et al., 2015) konnte aber zeigen, dass diese Patient*innengruppe von emotionsaktivierenden Techniken wie der Pronlonged Exposure (PE) und der Eye Movement Desensitization and Reprocessing Therapie (EMDR) profitieren kann und die Anwendung von PE und EMDR keine psychotischen Zusammenbrüche provozierte. Diese Ergebnisse ermutigen auch hinsichtlich der möglichen Anwendung von Schematherapie bei Patient*innen, die neben der Persönlichkeitsstörung komorbid unter einer psychotischen Störung leiden. Zu Bedenken bleibt aber, dass manche psychotischen Patient*innen nur einen begrenzt belastbaren Erwachsenenmodus haben, sodass der Schematherapieansatz zu komplex für dieses Klientel sein kann.

Patient*innen mit einer Erkrankung aufgrund einer hirnorganischen Störung und Patient*innen mit einer entgiftungspflichtigen Substanzabhängigkeit stellen ebenso eine Kontraindikation für Schematherapie dar, da der Substanzgebrauch die Wirkung der emotionsfokussierenden Interventionen und eine systematische Kooperation behindert. Patient*innen mit einer Substanzabhängigkeit sollten daher vor Beginn einer Schematherapie eine suchtspezifische Behandlung durchlaufen haben und ausreichend abstinenzfähig sein.

Bei Patient*innen mit einer Anorexie Nervosa muss ab einem Body Mass Index (BMI) unter 17 davon ausgegangen werden, dass schematherapeutische Interventionen unter anderem aufgrund mangelnder Konzentrations- und kognitiver Leistungsfähigkeit nicht mehr zuverlässig greifen können.

2.2 Schematherapie im Spannungsfeld verschiedener Ansätze

Die Schematherapie hat keinen eigenen theoretischen Hintergrund (Epistemologie), wie zum Beispiel die Systemische Therapie mit dem Prinzip der Autopoesie (Maturana & Varela, 1987), die Acceptance and Commitment Therapy (ACT) mit der Relational Frame Theory (RFT; Hayes, Strohsal & Wilson, 2012), die Verhaltenstherapie mit den Lern- und kognitiven Theorien oder die Psychoanalyse mit ihren hermeneutischen entstandenen Theorien (Thomäe & Kächele, 1985). Sie ist in gewisser Weise verschiedenen Ansätzen verpflichtet und wie die Verhaltenstherapie empirisch-evidenzbasiert orientiert: Was wissenschaftlich nachweisbar wirkt, ist akzeptiert.

Jeffrey Young bezeichnet die Schematherapie als „wirklich integrativ" (Young, 2010). Tatsächlich hatte Young die Chance, nach seinem Ausscheiden aus dem Institut von Aaron Beck in Philadelphia in relativer Abgeschiedenheit seine Idealvorstellungen einer optimalen Therapie für Menschen mit Persönlichkeitsstörungen zu entwickeln, ohne durch die Mitgliedschaft in irgendeiner „Community" zur Einhaltung expliziter oder impliziter, normativer Vorstellungen gebunden zu sein. Neben seiner verhaltenstherapeutischen Sozialisation bei Wolpe und der kognitiven bei Beck baute er konzeptuell auf die Schema-orientierten Arbeiten von Kelly (1955) bzw. Guidano und Liotti (1983) auf. Dazu kamen seine persönlichen Erfahrungen in der Gestalttherapie (Young, 2010).

Das Modusmodell mit der Beschreibung verschiedener innerer Anteile ist im Grunde relativ erlebensnah-allgemeinpsychologisch formuliert: Es greift das auf, was im Erleben von Menschen beobachtbar ist. Dabei zeigt es eine Nähe zu den Modellen der Transaktionsanalyse, aber – je nach Ausformulierung – auch zum Strukturmodell der Psychoanalyse bzw. dem Ego-states Modell (Watkins & Watkins, 2003, bzw. Peichl, 2007). Es kann in seiner relativ deskriptiven Vorgehensweise aber auch mit dem Modell der interpersonalen Neurobiologie (Siegel, 2006), der erwähnten Relational Frame Theory oder dem entwicklungspsychologisch orientierten Mentalisierungskonzept (Fonagy, Jurist, Gergely & Target, 2008) verbunden werden.

Die pädagogisch orientierte Beziehungsgestaltung (sog. begrenzte elterliche Fürsorge) erscheint nur auf den ersten Blick neu, denn auch hier gibt es Vorläufer bereits bei Analytiker*innen der ersten Stunde wie zum Beispiel Ferenczi (1988), der meinte, man müsste manche Patient*innen adoptieren, weil sie so fürsorgebedürftig seien und viel Wärme und Beistand erfahren sollten, damit unreife Persönlichkeitsanteile die Chance zur Nachreifung erhalten. Die Befriedigung emotionaler Grundbedürfnisse und eine entsprechende komplementäre bzw. motivorientierte Beziehungsgestaltung beschreiben auch Sachse (2008), Grawe (1998) und Casper (2007) in ihren Ansätzen. Auch die Bindungsforschung nach John Bowlby beinhaltet das Konzept des „nachbeelternden Verhaltens" (John Bowlby; vgl. Brisch, 2009). Bowlby geht davon aus, dass ein*e Patient*in mit einer Bindungsstörung im Rahmen der Psychotherapie ein Neulernen tragfähiger und vertrauensvoller Begegnung (bzw. eine sekundär-sichere Bindung) erfährt, die dann am Ende einer Therapie auch wieder sehr behutsam aufgelöst wird, um ein gutes Modell für Trennungen anzubieten (Cassidy & Shaver, 1999).

Die Förderung der Mentalisierung durch das Therapeut*innenmodell steht im Mittelpunkt der mentalisierungsbasierten Therapie. Die Grundqualitäten des Verhaltens von Therapeut*innen von einer akzeptierenden, annehmenden, warmherzigen und resonanten Haltung hatte bereits Carl Rogers in seiner klient*innenzentrierten Psychotherapie benannt (1977). Die Balance von aktiv-direktivem Therapeut*innenverhalten und empathischer Konfrontation wird im motivierenden Interview detailliert beschrieben (Miller & Rollnick, 1999). Die Distanzierung vom emotionalen Erleben und der Wechsel in die Perspektive eines gesunden Erwachsenen wenden alle achtsamkeitsbeeinflussten Ansätze der sogenannten dritten Welle an (Dialektisch-Behaviorale Therapie, DBT; „Mind-fulness-based cognitive therapy", MBCT; „Acceptance and Commitment Therapy", ACT; bzw. die „Metakognitive Therapie", MCT).

Die Einbeziehung und Rückmeldung des Erlebens von Therapeut*innen ist die Basis psychodynamischen Arbeitens. Die Technik der begrenzten Selbstoffenbarung seitens der Therapeut*innen und eine final orientierte Verhaltensanalyse werden auch im „Cognitive behavioral analysis system of psychotherapy" (CBASP; McCullough, 2000) angewendet. Dennoch ist diese Haltung der „begrenzten Nachbeelterung" sowohl in den meisten psychodynamischen als auch verhaltenstherapeutischen oder systemischen Ansätzen gewissermaßen unpopulär bis verpönt. Sie kann daher – zumindest heutzutage – als relativ spezifisch für die Schematherapie angesehen werden.

Die Techniken der Schematherapie sind überwiegend aus der Verhaltenstherapie, der Gestalttherapie oder dem Psychodrama entlehnt. Dennoch sollte der Hinweis auf die Wurzeln und manche Ähnlichkeiten im Vorgehen nicht über die Unterschiede in der Anwendung hinwegtäuschen. Die in der Schematherapie verwandten Techniken haben inzwischen ihre spezifische Entwicklung genommen und der fallkonzeptionsbasierte Gesamtkontext der Schematherapie hat die Techniken in der Art und Weise ihrer Anwendung, Indikation und Zielführung nachhaltig geprägt. Die Schematherapie als Ganzes ist dadurch größer als die Summe der einzelnen entlehnten Teile.

Die Techniken werden nicht eklektisch, sondern im Sinne einer sogenannten assimilativen Integration (Messer, 2001) in ihrer Anwendung konsequent auf das Modusmodell bezogen eingesetzt. Dadurch bekommen sie einen eigenen Charakter. Insgesamt fasziniert die Schematherapie vor allem durch ihr „durchkomponiertes", konsistentes Konzept, das durch seine klare Struktur und Systematik eine relativ große Handlungssicherheit und Lehrbarkeit mit einem für jede*n individuelle*n Patient*in flexiblen, sozusagen maßgeschneiderten Vorgehen (Young, 2010, S. 311) verbindet.

2.3 Stärken der Schematherapie im Überblick

Von Kritiker*innen der Schematherapie wird häufig ins Feld geführt, dass sie „nichts Neues" bringe. Wie wir im Weiteren ausführen werden, trifft diese Kritik nicht zu. Ein wesentlicher, innovativer Beitrag der Schematherapie besteht in der konsequenten Orientierung von Diagnostik und Therapie an einem Grundbedürfnismodell und dem expliziten Ziel der Therapie, verletzte emotionale Grundbedürfnisse hinter maladaptiv gewordenen Bewältigungsformen freizulegen und therapeutisch im Rahmen einer „nachbeelternd"-pädagogisch orientierten Beziehung durch korrigierende emotionale Beziehungserfahrungen angemessen zu befriedigen. So lernen die Patient*innen – auch am Modell der Therapeut*innen – im Laufe der Therapie, im Hier und Jetzt ihre aktuellen emotionalen Grundbedürfnisse wahr- und ernst zu nehmen und autonom situationsangemessen zu befriedigen. Der Bezug zur Vergangenheit dient dazu, die Auswirkungen alter Muster auf die Gegenwart zu erkennen und sich konsequent von ihnen zu befreien. Die störungsspezifische-handlungsorientierte Perspektive der Verhaltenstherapie wird dadurch um ein biografisch-entwicklungspsychologisches Modell der Persönlichkeit erweitert.

Die zentralen Merkmale der Schematherapie sind hier zunächst zusammengefasst, für eine ausführliche Darstellung siehe Kapitel 4.1–4.5:

- Schematherapie orientiert sich an den universalen, emotionalen Grundbedürfnissen des Menschen.
- Sie bietet ein entwicklungspsychologisches Modell, das die frühen Beziehungserfahrungen und ihre heutigen Auswirkungen bei der Störungsentwicklung in den Mittelpunkt stellt.
- In einer pädagogisch- und entwicklungsorientierten therapeutischen Beziehung nehmen ausbalanciert die Therapeut*innen anfangs eine sehr aktive Rolle ein (sogenannte begrenzte elterliche Fürsorge) und ermöglichen dadurch korrigierende emotionale Beziehungen.
- Schematherapie hat das Ziel, eine umfassende Fähigkeit zur funktionalen Selbstregulation und Interaktion in Form eines „gesunden Erwachsenenmodus" in den Patient*innen aufzubauen.
- Sie setzt durchgängig erlebnisaktivierende Techniken (Imaginationsarbeit, Stuhldialoge, Beziehungsarbeit) in möglichst jeder Therapiestunde ein. Dies erlaubt ein biografisch fundiertes Problemverständnis und die Bearbeitung von Schemata als Niederschlag psychischer Verletzungen.
- Die ursachenklärende, kognitive Seite der Schematherapie ermöglicht die Wurzeln der aktuellen Schwierigkeiten von Patient*innen zu beleuchten, zu erklären und zu bearbeiten.
- Schematherapie stellt eine Brücke zwischen wissenschaftlicher Forschung und patient*innenorientierter Praxis dar. Aufgrund von empirischen Befunden erfolgte in den letzten Jahren die Weiterentwicklung und Ausdifferenzierung der schematherapeutischen Techniken (Studien siehe Kap. 6.1).

Viele Schematherapeut*innen berichten in den Workshops/Supervision, dass sie mit der Schematherapie einen Ansatz gefunden haben, der sie befähigt, die oft herausfordernde Gruppe der Patient*innen mit einer Persönlichkeitsstörung wirksam, befriedigend und Ressourcen schonend zu behandeln. Ferner sind viele Therapeut*innen von der Schematherapie nicht nur aufgrund der klinischen Wirksamkeit, des eingängigen Modells und der emotionsaktivierenden Arbeit überzeugt, sondern auch, weil sie sich in die Therapiebeziehung als authentische Menschen einbringen dürfen und sollen.

Darüber hinaus können Schematherapeut*innen durch die Parallelen von funktionalem Therapeut*innenverhalten und funktionalem Verhalten im eigenen Alltag auch persönlich von ihrem schematherapeutischen Engagement profitieren. Wir selbst, Julia Schuchardt und Eckhard Roediger, können sagen, dass Schematherapie unser ganzes Leben positiv verändert hat.

3

Haltung, Menschenbild und Sicht auf Patient*innen

Die Schematherapie ist ein Therapieansatz, der die emotionalen Grundbedürfnisse (Bindung und Selbstbehauptung; Roediger & Valente, 2024) des Menschen in den Mittelpunkt der Therapie stellt. Es wird davon ausgegangen, dass jedes Kind mit den gleichen, universellen, emotionalen Grundbedürfnissen auf die Welt kommt. Natürlich bringen Kinder unterschiedliche Temperamente mit und manche mögen die Bezugspersonen stärker herausfordern als andere, aber im Kern sind in diesem Sinne alle Babys neugierige, positive, lernwillige und hilflose Wesen, deren Schutz und Förderung unser höchstes Gut sein sollte.

Das bedeutet: Es gibt keine von Natur aus schlechten Kinder. Maladaptives Verhalten entsteht bei Menschen im Rahmen von ungünstigen Bindungs- und Sozialisationsbedingungen in der Kindheit sowie Jugend und prägt sich als Schemata in die sich entwickelnde neuronale Struktur ein. Die Ausprägung der maladaptiven Schemata ist kein pathologisches Merkmal, das psychisch gesunde von psychisch gestörten Menschen unterscheidet, sondern tritt bei allen Menschen auf, eben nur in unterschiedlicher Stärke.

Aus dieser Perspektive sehen Schematherapeut*innen auch ihre Patient*innen. Im Sinne der von Young formulierten Haltung der „begrenzten Nachbeelterung" kommt, besonders zu Therapiebeginn, den Therapeut*innen die Rolle eines bedürfnisbefriedigenden und emotional stabilisierenden Elternersatzes zu. Damit folgt sie einem pädagogisch-orientierten Modell mit einem anfangs sehr aktiven und verantwortlichen Therapeut*innenverhalten vergleichbar mit dem Elternverhalten gegenüber ihrem Kleinkind. Ziel ist es, dann im Laufe der Therapie – auch wieder analog der Entwicklung von Kindern – die Patient*innen zu befähigen, ihre zwischenmenschlichen Beziehungen, ihre Lebens- und Arbeitssituation aktiv selbst so zu gestalten, dass ihnen die Befriedigung der emotionalen Grundbedürfnisse hinreichend aus eigener Kraft gelingt. Da die Schematherapie eine sehr personenzentrierte Therapieform ist, müssen Therapeut*innen diese Art des aktiven Vorgehens, der Selbstoffenbarung und des authentischen Verhaltens mögen. Die Therapie verlangt umfassende Fertigkeiten im Bereich der Beziehungsgestaltung und eine gute Kenntnis der eigenen Schemata bzw. eine entsprechende Selbsterfahrung. Einen Leitfaden dazu geben Neumann, Roediger, Laireiter und Kus (2013).

4

Praxis der Schematherapie

4.1 Schematherapeutische Modelle – Die Erfüllung emotionaler Grundbedürfnisse als Basis der therapeutischen Haltung

Kinder haben universelle, angeborene, emotionale Grundbedürfnisse. Nach Young sind das Förderung einer sicheren Bindung, der Autonomie, des Selbstausdruckes von Gefühlen und Bedürfnissen, von Spontanität und Spiel, Selbstachtung und Wertschätzung durch andere sowie Selbstkontrolle und realistische Grenzen gesetzt zu bekommen. Diese emotionalen Grundbedürfnisse nach Young sind in Tabelle 1 dargestellt.

In der Schematherapie liegt der Hauptfokus der Behandlung auf der Grundbedürfnisbefriedigung der Patient*innen, besonders der zwei basalen Bedürfnisse nach Bindung und Selbstbehauptung, die gewissermaßen irreduzibel die genannten Bedürfnisse zusammenfassen. Sie sind metaphorisch gesprochen die beiden „Beine", auf denen Menschen stehen.

Eckhard Roediger formulierte das „Zwei-Beine"-Modell der emotionalen Grundbedürfnisse (Roediger & Valente, 2024). Da es sehr eingängig ist und eine schnelle Orientierung ermöglicht, empfehlen wir es als Teil der Psychoedukation zu den emotionalen Grundbedürfnissen.

Im „Zwei-Beine"-Modell werden die sechs emotionalen Grundbedürfnisse (nach Young) vereinfachend zu zwei Grundbedürfnissen zusammengefasst: Bindung und Selbstbehauptung/Autonomie. Das „Zwei-Beine"-Modell besagt, dass wir auf zwei Beinen (der Grundbedürfnisse) stehen, dem „BLAUEN Bein" der Bindung und dem „ROTEN Bein" der Selbstbehauptung. Sind beide Beine gut trainiert und ausbalanciert, haben wir einen festen Stand und unsere Psyche ist stabil. Es gelingt uns dann, je nach Situation, in die Bindung zu gehen, Beziehungsangebote zu machen und auf andere einzugehen. Gleichzeitig können wir für unsere selbstbezogenen Bedürfnisse einstehen und uns angemessen durchsetzen. Ist eines der beiden Standbeine überbetont, stehen wir also grundsätzlich eher auf dem ROTEN bzw. BLAUEN Bein, sind unsere Beziehungen nicht gut ausbalanciert bzw. zu einseitig und oft unflexibel. Kurz gesagt: Wenn wir zu sehr bei uns selbst sind (auf dem ROTEN Selbstbehauptungsbein), riskieren wir, die anderen zu verlieren und einsam zu werden. Wenn wir zu sehr auf dem Bindungsbein sind, riskieren wir, uns selbst zu verlieren und uns zu sehr in Beziehungen aufzugeben, In der Therapie wird es also auch darum gehen, wie das BLAUE und ROTE Bein bei den Patient*innen im

Tabelle 1: *Grundbedürfnisse nach Young*

Emotionale Grundbedürfnisse nach Young
Sicherheit und Bindung
Autonomie
Erleben und Selbstausdruck von Gefühlen und Bedürfnissen
Spontanität und Spiel
Realistische Grenzen und Selbstkontrolle
Selbstachtung und Wertschätzung durch andere

Einsatz ist und in welchen Situationen oder Beziehungen diese mehr ROT oder BLAU bräuchten, um die Grundbedürfnisbilanz zu verbessern und damit psychisch stabiler zu werden.

Mit den emotionalen Grundbedürfnissen und deren Frustration sind die Emotionen eines Menschen eng verbunden. Während das emotionsfokussierte Therapiemodell primäre und sekundäre Emotionen unterscheidet, die zeitlich aufeinanderfolgen (Greenberg, 2002), ist unser Ansatz von Paul Ekmans Modell der Basisemotionen versus der sozialen Emotionen inspiriert (Ekman, 1993):

- *Basisemotionen* sind die grundlegendsten und ursprünglichsten Reaktionen des Menschen auf eine Situation. Sie sind prä-kognitive, physiologisch angelegte Überlebensmuster. Basisemotionen haben Signalcharakter und zeigen an, dass Grundbedürfnisse verletzt oder nicht befriedigt werden. Dazu zählen Angst (im Sinne von Panik) und Traurigkeit infolge eines Verlusts sowie Genervt-Sein (im Sinne von „seelischem Ekel") oder Wut als primäre Reaktion auf eine Einschränkung der Autonomie oder als sekundäre Reaktion auf Verlassen-Werden. Diese Emotionen decken das gesamte Spektrum zwischen Bindung und Selbstbehauptung ab und beleben das Selbst als Grundlage sowohl für eine intime Verbundenheit als auch für Autonomie.
- *Soziale Emotionen* enthalten internalisierte Bewertungen und Überzeugungen, die von bedeutsamen Bezugspersonen herbeigeführt oder übernommen wurden und Teile des daraus entstandenen Bewältigungsverhaltens sind (Leahy, 2001). Beispiele dafür sind: Scham als eine Reaktion auf emotionale Verletzung, Neid als eine Reaktion auf Zurücksetzung, Hoffnungslosigkeit (oder auch Hass) als

eine Folge mehrerer fruchtloser Versuche, für das eigene Recht zu kämpfen. Dieses Verständnis liegt nahe am kognitiven Modell, in dem Gedanken und Überzeugungen die post-kognitiven Emotionen beeinflussen.

In der dimensional-dynamischen Perspektive auf das Modusmodell (Roediger & Valente, 2024) wird mit Bezug zu Young (2010, S. 312) davon ausgegangen, dass sich im Kindmodus im Kern die Basisemotionen zeigen, während die sozialen Emotionen bereits Ausdruck von maladaptiven Bewältigungsstrategien sind, zum Beispiel Scham, Schuldgefühl oder schlechtes Gewissen als Ausdruck eines Unterwerfungsmodus.

4.1.1 Das Schemamodell: 18 maladaptive Schemata in der Schematherapie

Entstehung von hinderlichen Lebensfallen

Werden die emotionalen Grundbedürfnisse in der Kindheit wiederholt und/oder langanhaltend frustriert, kommt es zu starken, negativ gefärbten emotionalen Aktivierungen, die sich als Erlebensschablonen, den sogenannten maladaptiven Schemata, im Gedächtnis verankern und sich in die neuronale Matrix des sich entwickelnden Gehirns eines Kindes einprägen. Damit ist verbunden, dass Schemata nicht „gelöscht", sondern nur durch neu gebildete Synapsen gehemmt werden können. Alle maladaptiven Schemata lassen sich letztlich also als Folge von massiven Frustrationen emotionaler Grundbedürfnisse verstehen.

Schemata prägen das Leben unterschiedlich stark, bleiben im Lebenslauf mehr oder weniger unverändert und sind im Hinter- bzw. Untergrund der Persönlichkeit allgegenwärtig. Einmal ausgelöst, erwecken sie die Gefühle, Bewertungen und Reaktionstendenzen zum Beispiel eines verletzbaren, zurückgewiesenen Kindes wieder zum Leben.

Die Aktivierung eines Kindmodus zeigt an, dass aktuell ein Grundbedürfnis nicht befriedigt wurde. Meist sucht die Person (sofern sie sich nicht gerade im Modus des glücklichen Kindes befindet) hartnäckig nach der Erfüllung ihrer Bedürfnisse. Wird ein Schema durch Überforderungs-, Belastungs- oder Versagungssituationen im Hier und Jetzt ausgelöst, werden schema-assoziierte, aversive Emotionen, Kognitionen und Körperzustände aktiviert. Zur Bewältigung solcher Zustände entwickeln Kinder quasi schon ab Geburt intrapsychische *Schema-Bewältigungsreaktionen,* indem sie deren Aktivierung erdulden, vermeiden oder lernen, gegen das Schema zu handeln. Ein sehr anschauliches Beispiel dazu zeigt das recht bekannte „Still

Face Experiment“ von Edward Tronick (https://www.youtube.com/watch?v=YTTSX c6sARg).

Werden diese starr eingesetzt, können sie die kindliche Entwicklung hemmen, da starre Bewältigungsreaktionen die früheren, in den Schemata aufbewahrten Negativerfahrungen konservieren und korrektive Neuerfahrungen durch selbsterfüllende Prophezeiungen erschwert werden. Während die Bewältigungsreaktionen auf die Schemata in der Kindheit möglicherweise zunächst funktional und eventuell sogar überlebenswichtig waren, können sie im Erwachsenenleben zunehmend maladaptiv und hinderlich werden, obgleich tief verankert und der Person oft gar nicht bewusst (Farrell & Shaw, 2013), wenn sie mit den Jahren nicht weiterentwickelt wurden. Die Patient*innen sehen die Welt sozusagen im Moment der Schema-Aktivierung immer noch mit Kinderaugen und wenden automatisiert die Bewältigungsstrategien aus der Kindheit an.

Versagen unsere Bewältigungsreaktionen, brechen die Schemata sozusagen durch und können im aktivierten Zustand durch direkte Beobachtung identifiziert werden. Dann dringt die Vergangenheit in das Erleben der Gegenwart ein.

Der Gedanke, dass latente Schemata *aktiviert* werden können, ist für das Verständnis schematherapeutischer Arbeit von grundlegender Bedeutung. Den Betroffenen ist zunächst nicht bewusst, dass ihr aktuelles Erleben durch die Aktivierung eines eventuell Jahrzehnte alten Schemas beeinflusst ist. Sie erleben die Schema-Aktivierung in Gegenwartsqualität und gehen daher fälschlicherweise oft davon aus, dass der Kern des Problems in der aktuellen Situation selbst oder den anderen Menschen liegt. Ein stärker ausgeprägtes Schema erkennt man daran, dass es schnell aktiviert wird, an einer hohen Intensität des Affekts und der Dauer des belastenden Zustands (Young, Klosko & Weishaar, 2005).

4.1.2 Definition des Begriffs Schema

Schemata werden als komplexe Niederschläge früher interpersonaler Beziehungserfahrungen verstanden. Sie repräsentierten eine komplexe Szene und umfassen kognitive, emotionale und physiologische Korrelate sowie Handlungsimpulse. Schemata sind Interpretationen, in denen sich Erwartungen über die eigene Person, das eigene Verhalten, die Einstellung anderer Menschen und über das allgemeine Umfeld im Rahmen eines bestimmten Themas zu einem Gesamtbild zusammenfügen (Zarbock, 2014). Damit gehen sie über ein rein kognitives Schemaverständnis hinaus. Die eigentliche Handlung ist nicht Teil des Schemas, sondern stellt eine Bewältigungsreaktion dar. Young (Young et al., 2005) unterscheidet zwischen sogenannten unkonditionalen und konditionalen Schemata. Die unkonditionalen Schemata beinhalten den unmittelbaren Abdruck des kindhaften Erlebens, während die konditionalen Schemata bereits die erlernten Bewertungen der Bezugspersonen ausdrücken und zum Teil Bewältigungsverhalten auf Schema-Ebene bedeuten (z. B. die Schemata „Unterordnung" oder „Aufopferung"). Im Laufe der Jahre wurden 18 relevante und faktorenanalytisch gut unterscheidbare Schemata definiert, die in Tabelle 2 zusammengestellt sind. Die Schemata werden in fünf sogenannten Domänen gegliedert, die sich auf das jeweils frustrierte Grundbedürfnis beziehen:

Die konditionalen Schemata der vierten und fünften Domäne stellen Versuche des Kindes dar, durch sozial erwünschtes Verhalten die Aktivierung unkonditionaler Schemata zu verhindern: Durch die Schemata der vierten Domäne soll die Aktivierung von Schemata der ersten Domäne (frustriertes Bindungsbedürfnis) verhindert werden, durch die Schemata der fünften Domäne die Schemata der zweiten Domäne (frustriertes Bedürfnis nach Kontrolle und Autonomie).

Tabelle 2 gibt einen Überblick über die 18 Schemata, wie diese Schemata vom Individuum erlebt werden und welche Schema-Domäne/welches Grundbedürfnis mit dem jeweiligen Schema assoziiert wird.

Eine Arbeitsgruppe der Internationalen Schematherapiegesellschaft (ISST) untersucht gerade, ob neue Schemata und Grundbedürfnisse aufgenommen werden sollten (Arntz, Rijkeboer, Chan, Fassbinder, Karaosmanoglu, Lee & Panzeri, 2021), der Prozess ist noch im Gange.

4.1.3 Vermittlung des Schema-Ansatzes an die Patient*innen

Den Patient*innen gegenüber können die problematischen Schemata als „Lebensfallen" oder wiederkehrende, beharrliche „Stolpersteine" eingeführt werden. In einer psychoedukativen Sitzung wird den Patient*innen zu Therapiebeginn das Konzept der Lebensfallen und die persönlichen Schema-Ausprägungen zum Beispiel anhand des ausgefüllten Fragebogens YSQ (Young Schema Questionnaire, Überblick in Oei & Baranoff, 2007) und der biografischen Anamnese erklärt. Für alle, die sich die Erfassung und Auswertung der Fragebögen leichter machen wollen, gibt es ein Fragebogenprogramm, mit dem die Patient*innen zu Hause auf ihrem Smartphone alle wichtigen Schema- und Modusfragebögen ausfüllen können und das auf dem Rechner in der Praxis den Ausdruck der Auswertung in verschiedenen Varianten erlaubt (Infos unter https://www.schematherapie-frankfurt.de/index.php/materialien/

Tabelle 2: *Schemata-Tabelle*

Nr.	Schema	Erleben/Reaktion als Kind	Domäne (Frustriertes Bedürfnis)
1	Emotionale Vernachlässigung	Zu wenig Liebe und Zuwendung erhalten in Anwesenheit anderer	Abgetrenntheit und Ablehnung (Bindung)
2	Verlassenheit/ Instabilität (im Stich gelassen)	Von Bezugspersonen alleine gelassen oder nicht gut betreut werden, daher Verlustängste	
3	Misstrauen/ Missbrauch	Emotional, physisch oder sexuell missbraucht und nun Angst, ausgenutzt zu werden	
4	Isolation	In der Jugend ausgegrenzt, sich fremd fühlen, kaum Freund*innen	
5	Unzulänglichkeit/ Scham	Herabgesetzt oder gedemütigt werden, als Person nicht liebenswert sein	
6	Erfolglosigkeit/ Versagen	Kein Vertrauen in eigene Leistungen, geht Aufgaben nicht an	Beeinträchtigung von Autonomie und Leistung (Autonomie)
7	Abhängigkeit/ Inkompetenz	Kann nicht selbst entscheiden, fühlt sich von allem überfordert	
8	Verletzbarkeit	Angst vor Fremdem, fühlt sich schutzlos ausgeliefert	
9	Verstrickung/ unentwickeltes Selbst	Enge Bindung an Eltern bis zur Parentifizierung, kann keine eigene Identität entwickeln	
10	Anspruchshaltung/ Grandiosität (besonders sein)	Muss sich nicht an Regeln halten, hält sich für etwas Besseres, kontrollorientiert, wenig Einfühlungsvermögen	Beeinträchtigung im Umgang mit Begrenzungen (realistische Grenzen)
11	Unzureichende Selbstkontrolle/ Selbstdisziplin	Wenig Ausdauer beim Verfolgen von Zielen, vermeidet komplexe Aufgaben, reagiert impulsiv	
12	Unterwerfung/ Unterordnung	Fügt sich fremden Vorstellungen aus Angst vor Ablehnung	Fremdbezogenheit (Wertschätzung durch andere?)
13	Aufopferung	Erfüllt fremde Bedürfnisse, um Zuwendung zu bekommen	
14	Streben nach Anerkennung (Beachtung suchen)	Verhält sich angepasst bis zur Selbstverleugnung, um gemocht zu werden und dazuzugehören	
15	Emotionale Gehemmtheit	Kontrolliert Gefühle und spontane Impulse, um nicht aufzufallen	Übertriebene Wachsamkeit und Gehemmtheit (Spontanität und Spiel)
16	Überhöhte Standards (unerbittliche Ansprüche)	Hohe Ansprüche an sich und andere, macht keine Pausen, perfektionistisch-zwanghaft	
17	Negatives Hervorheben	Findet immer Haare in der Suppe, kann schlecht entscheiden	
18	Bestrafungsneigung	Keine Fehlertoleranz bei sich und anderen, unbarmherzig	

therapiematerialien/quest-software). Ziel ist dabei, dass die Patient*innen ihre zentralen Schemata/„Lebensfallen" kennenlernen, diese benennen und den beobachtbaren Modi zuordnen können. Dadurch bekommen die Modi einen biografischen Bezug. Dabei ist es ratsam, sich an die 18 vorgegebenen Namen der Schemata zu halten. Für Therapeut*innen gilt ebenfalls, dass sie die deutlich erhöhten Schemata der Patient*innen im Hinterkopf haben sollten und mit den Patient*innen diese immer wieder erkennen und benennen üben, sodass die Patient*innen im Laufe der Therapie zu Expert*innen ihrer eigenen Lebensfallen und der Wege aus ihnen heraus werden. Folgend ein Transkript einer Therapiestunde, in der das Schema-Konzept mit der Patientin Frau R. (Fallbeschreibung siehe Kap. 1.2) eingeführt wird.

Transkript einer Therapiestunde: Einführung des Schema-Konzeptes

Th.: „Gut, Frau R., heute möchte ich Ihnen das Konzept der Lebensfallen oder Schemata aus der Schematherapie erklären und mit Ihnen auch einen Blick auf Ihre persönlichen Schemata werfen, ist das für Sie in Ordnung?"

Frau R.: „O.k."

Th.: „Prima, vielen Dank. Also die Schematherapie geht davon aus, dass wir alle bestimmte Schemata haben. Sie können sich es auch wie Lebensfallen vorstellen, in die wir immer wieder reintappen und die uns dann in unseren Lebenszielen und Grundbedürfnissen behindern. Viele Menschen berichten, dass sie immer in ähnlichen Situationen mit sehr starken, unangenehmen Gefühlen kämpfen und dann auch Dinge tun, die nicht gut sind, zum Beispiel in Partnerschaften. Und jedes Mal nimmt man sich vor, das nächste Mal mache ich es besser, und dann macht man wieder „den alten Käse". Kennen Sie das auch?"

Frau R.: (nickt) „Ja, das kenne ich allerdings. Und was hat das mit den Lebensfallen zu tun?"

Th.: „Ja, genau. Die 18 Lebensfallen, die wir in der Schematherapie anschauen, sind die alten Muster, die wir dann in dem Moment nicht überwinden können. Wir laufen immer wieder in diese alten Fallen und leiden darunter sehr. Sie entstehen durch schwierige Erfahrungen in der Kindheit und Jugend und alle Menschen haben diese Lebensfallen, also nicht nur Menschen, die in Psychotherapie kommen. Schauen wir uns jetzt Ihre persönlichen, zentralen Lebensfallen an, dann kann ich Ihnen weiter erklären, worum es geht. Dazu habe ich den Fragebogen der letzten Stunde ausgewertet und werde auch einiges einfließen lassen, was Sie mir schon von sich berichtet haben. Lassen Sie uns zu Beginn gemeinsam einen Blick auf die Auswertung des Schema-Fragebogens werfen. Dort wurden ja die 18 Schemata erhoben, die es insgesamt gibt (beide schauen auf den Auswertungsbogen). Wie Sie sehen, sind viele der Schemata mit erhöhten Werten dabei, daher möchte ich mich zunächst auf die fünf Schemata mit Ihnen konzentrieren, die die höchsten Werte zeigen und von denen ich glaube, dass diese Sie aktuell besonders plagen. Wäre dieses Vorgehen für Sie in Ordnung?"

4.1.4 Problematische und gesunde Bewältigungsstrategien von Schema-Aktivierungen

Maladaptive Schema-Bewältigungsreaktionen

Bewältigungsreaktionen sind Strategien für den Umgang mit den durch die Schemata ausgelösten unangenehmen Emotionen. Schuchardt bezeichnet die emotionale Belastung, die aus einer Schema-Aktivierung resultiert, als „Schemaschmerz“. Menschen haben drei unterschiedliche Möglichkeiten, auf ihre Schemata zu reagieren. Diese nennt man die maladaptiven Schema-Bewältigungsreaktionen.

- *Schema-Erduldung*: Menschen handeln entsprechend der aktivierten Schemata, sodass sie sich immer wieder in Schema-bestätigenden Situationen wiederfinden. Sie unterwerfen sich ihrem Schema, indem sie Schema-konform handeln.

- *Schema-Vermeidung*: Menschen versuchen, Situationen zu vermeiden, in denen ihre Schemata aktiviert werden können. Dies kann konkretes vermeidendes Handeln sein, aber auch Wege des innerlichen Wegdriftens wie zum Beispiel Dissoziieren oder Tagträumen.

- *Schema-Kompensation:* Menschen tun das Gegenteil von dem, was der Schema-induzierenden Situation entspricht. Ihr Verhalten ist also kontra-schematisch, die Menschen kämpfen in diesem Modus gegen ihr Schema an. Von Arntz et al. (2021) wurde dafür der Begriff „Inversion“ vorgeschlagen.

Die Schema-Bewältigungsreaktionen beschreiben damit, wie ein Individuum *intra*personal auf seine eigenen Schemata reagiert. Im Gegensatz zu dem nachfolgend dargestellten Modusmodell beinhaltet das zunächst keine interpersonale Perspektive. Die folgende Tabelle 3 zeigt das jeweilige Schema, dessen Entstehung und die drei großen Bewältigungskategorien: Erdulden des Schemas, Vermeiden des Schemas, Kompensation des Schemas.

Zusammenfassend und kritisch betrachtet, stellt das Schemamodell ein inkonsistentes Konstrukt dar. Die konditionalen Schemata verkörpern bereits Bewältigungsreaktionen auf Schema-Ebene, was zu Überschneidungen mit den Schema-Bewältigungsreaktionen führt. Das Modell orientiert sich noch stark an kognitiven Konstrukten und wirkt daher etwas statisch. Die Kombination von 18 Schemata und drei Bewältigungsreaktionen ergibt rechnerisch 54 Verhaltensoptionen, die sich jedoch in ihrem Ausdruck ähneln. So kann sich beispielsweise die Erduldung

Tabelle 3: *Beispiele für Schema-Bewältigungsverhalten*

Schema	Entstehung	Erduldung	Vermeidung	Kompensation
Emotionale Vernachlässigung	Frustration des Bindungsbedürfnisses	in vernachlässigenden Beziehungen bleiben	keine engen Beziehungen eingehen	Partner*in zu Nähe zwingen
Unzulänglichkeit/Scham	Frustration des Selbstwertgefühls	sich beschämen lassen	unsicheren Situationen ausweichen	sich perfekt präsentieren, um unangreifbar zu sein
Grandiosität	Mangel an Grenzsetzungen	das größte Stück Kuchen für sich beanspruchen	ganz genau gleich teilen	das größte Stück Kuchen bewusst einem anderen geben
Strafneigung (nach außen gerichtet)	eigene Fehler wurden hart bestraft	sich oder anderen keine Fehler durchgehen lassen	nicht genau hinsehen	sich bewusst nachsichtig verhalten

eines Grandiosität-Schemas genauso zeigen wie die Kompensation eines Unzulänglichkeit-/Scham-Schemas, nämlich in einem dominanten, übermäßig selbstsicheren Verhalten. Um maladaptive Bewältigungsreaktionen also korrekt zu identifizieren, müssen Therapeut*innen das darunterliegende, aktivierte Schema kennen. Daher ist es in der Psychoedukation mit Patient*innen sinnvoll, erst die Schemata zu besprechen und dann damit das modusbasierte Fallkonzept biografisch zu untermauern. Den authentischsten Zugang zu dem in einer Situation aktivierten Schema ist der imaginative float back in die Kindheit, durch den das hintergründige Schema ins Bewusstsein kommt (siehe Kapitel 4.3).

Funktionale Bewältigung von Schema-Aktivierungen

Gesunde Strategien zur Bewältigung von „Schemaschmerz" kommen aus dem gesunden Erwachsenenmodus. Ist ein Mensch in seiner gesunden, erwachsenen Seite, wird er versuchen, den schemabedingten Anteil im aktuellen Erleben zu erkennen, sich von den spontanen, automatisierten Handlungsimpulsen zu lösen sowie flexibel und adaptiv zu reagieren. Im Zusammenhang mit dem gesunden Erwachsenenmodus (Kap. 4.5 und 4.6) wird diese gesunde Bewältigungsform von „Schemaschmerz" näher erläutert.

Psychometrische Erhebung der Schemata

Young hat verschiedene Fragebögen entwickelt, um Schemata und Bewältigungsreaktionen zu erfragen. Der Schemafragebogen Young Schema Questionnaire (YSQ; Überblick in Oei & Baranoff, 2007) zeigt eine befriedigende Konstrukt-Validität (Kriston, Schäfer, Jacob, Härter & Hölzel, 2012). Solange Patient*innen nur wenige Schemata haben, kann man mit diesem Modell gut arbeiten. Viele Patient*innen mit Persönlichkeitsstörungen zeigen aber zahlreiche Schema-Aktivierungen, sodass sich die Anwendung des Modells in der therapeutischen Praxis gerade bei diesen Patient*innen als zu komplex erwiesen hat. Dies führte im Laufe der neunziger Jahre zu der Entwicklung des Modusmodells durch Young. Für eine Darstellung des erweiterten Schemakonzeptes um positive, also adaptive Schemata siehe Adenauer und Schuchardt (2024).

4.1.5 Das Modusmodell: Ich habe viele Seiten

Modi beschreiben die aktivierten Erlebniszustände eines Menschen im Hier und Jetzt und sind von Patient*in und Therapeut*in unmittelbar beobachtbar bzw. leicht zugänglich. Dies erleichtert den Aufbau einer gemeinsamen Fallkonzeption deutlich. Im Gegensatz zu dem eher kognitiven Schemamodell orientiert sich das Modusmodell stärker an allgemeinpsychologischen bzw. psychodynamischen Vorstellungen. Aufgrund der guten Beobachtbarkeit eignet es sich auch besser für die Anwendung in Studien. Zunächst werden vier Modusgruppen unterschieden: Kindmodi, innere Bewerter/Antreibermodi, maladaptive Bewältigungsmodi und der integrative adaptive Modus (gesunder Erwachsenenmodus).

Kindmodi sind frühe überlebensorientierte, emotionale Erlebensweisen. Diese Modi repräsentieren im Kern Basisemotionen, etwa Wut, Angst, Ekel, Traurigkeit und Freude, und sind eng mit Körperempfindungen verbunden (Young, 2010, S. 312). Auch wenn diese Emotionen in der Regel mit Gedanken und Handlungsimpulsen gemischt sind, sind die Basisemotionen die „Essenz“ der Kindmodi. Sie haben „Signalcharakter“ und ihr Auftreten weist auf frustrierte oder bedrohte emotionale Grundbedürfnisse hin. Im Modus des glücklichen Kindes fühlen sich Menschen wie ein glückliches Kind: unbeschwert, frei, spontan, mit Raum zum Spielen und Lachen, weil ihre Grundbedürfnisse ausbalanciert befriedigt sind. *Kindmodi* beschreiben also das unmitttelbare Erleben von noch nicht sozial überformten, basalen Emotionen als Signal für frustrierte Grundbedürfnisse (außer glücklicher Kindmodus). Oft hilft es, sich die Basisemotionen vor Augen zu halten. Die von Ekman (1993, aktuell https://atlasofemotions.org/) beschriebenen fünf

Basisemotionen lassen sich für unsere Arbeit auf folgende Weise mit den relevanten Kindmodi in Beziehung setzen:

- Wut und Ekel = gehören zum Modus des wütenden Kindes und weisen auf eine Bedrohung des Bedürfnisses nach Selbstbehauptung/Autonomie hin.
- Furcht und Traurigkeit = gehören zum Modus des verletzbaren Kindmodus und weisen auf eine Frustration des Bindungssystem hin.
- Freude = gehört zum Modus des glücklichen Kindes, der in der Therapie gestärkt werden soll.

Die ersten vier Emotionen sind wichtig, um eine Verbindung zum Modus des ärgerlichen bzw. des verletzbaren Kindmodus herzustellen. Die Frage *„Was spüren Sie im Körper, in der Brust oder im Magen?"* hilft den Patient*innen, zu ihren Basisemotionen vorzudringen. Menschen, die Schwierigkeiten haben, ihre Basisemotionen zu identifizieren, könnte man die vier Basisemotionen aufzählen und fragen, welche wohl am besten „passt". Fast alle Patient*innen können dann eine Antwort geben und die Aktivierung „in ihrem Inneren" spüren.

Innere *Bewerter* sind internalisierte, negative Bewertungsmuster wichtiger Bezugspersonen, aber auch übernommene Grundüberzeugungen und immer wieder auftretende negative Denkautomatismen. Sie können als toxische elterliche Introjektionen gesehen werden (Freud, 1919), die sich als negative „Stimmen im Kopf" bemerkbar machen. Wir unterteilen die Bewerter in die zwei Hauptqualitäten: „strafend" und „fordernd". Die Bewertungen sind nicht immer auf konkrete Bezugspersonen der Patient*innen zurückzuführen, sondern werden auch aus dem allgemeinen interpersonalen „Mentalisierungsraum" genommen. Wir lernen auf komplexe Weise, was sich „gehört" (sog. display rules; Siegel, 2006). So können die strafenden und antreibenden Botschaften der inneren Bewerter auch durch Modelllernen entstehen, zum Beispiel wenn das Kind mit Bezugspersonen aufwächst, die mit sich selbst sehr kritisch und unerbittlich leistungsfordernd umgehen, dabei dem Kind gegenüber aber keinen expliziten Leistungsdruck ausüben. Alle eventuell positiven Erfahrungen, die ein Mensch mit seinen Eltern oder anderen wichtigen Bezugspersonen gemacht hat, werden dem funktionalen Modus des gesunden Erwachsenen zugeordnet und sind nicht Teil der dysfunktionalen inneren Bewerter.

Maladaptive Bewältigungsmodi sind früh erlernte, interpersonale Bewältigungsstrategien. Menschen, die als Kind in einer nicht kindgerechten Umgebung aufgewachsen sind und daher in ihren emotionalen Grundbedürfnissen oft frustriert wurden, setzen diese Bewältigungsmodi besonders häufig ein. Bewältigungsmodi spielen sich im Spektrum von Unterwerfung, Vermeidung und Überkompensation/Dominanz ab. Hier passt der Vergleich zu Kampf, Flucht, Erstarrung und Unterwerfung aus dem Tierreich gut. Maladaptive Bewältigungsmodi stellen also angesichts der früheren Beziehungserfahrungen in der Kindheit zunächst sozial adaptives Verhalten dar, um den innerlich aktivierten Basisemotionen (Kindmodus) und Bewertungsmustern Ausdruck zu verleihen. Patient*innen erleben sich in den Bewältigungsmodi zunächst ich-synton. Unter emotionalen Belastungen bzw. bei erhöhtem Anpassungsdruck kann ein Mensch so stark in einen maladaptiven Bewältigungsmodus hineinkommen, dass dieser sich in Form klinischer Symptome bzw. einer Achse-I-Störung zeigt. Diese können also als übersteigerte Bewältigungsmodi verstanden werden. So kann zum Beispiel eine Zwangsstörung als Exzesse eines „zwanghaften Kontrollmodus" (Überkompensationsmodus) eingeordnet werden, eine Depression als „distanzierter Beschützermodus" (passiver Vermeidungsmodus) und eine Suchtstörung als dekompensierte Selbstberuhigung (aktiver Vermeidungsmodus). Eine Gesamtübersicht über alle Modi folgt in Tabelle 4.

Integrativer adaptiver Modus ist der Modus des gesunden Erwachsenen und das glückliche Kind. Der gesunde Erwachsenenmodus ist der adaptive Selbstregulierungsaspekt einer Person. Er vereint in sich drei wichtige Fähigkeiten (Roediger, 2012): achtsame Selbstreflexion, distanzierte Neubewertung und funktionale Selbstinstruktion, die in eine Problemlösung mündet. In der Therapie wird der

Tabelle 4: *14 Modi des SMI*

Modi	
Kindmodi	verletzbares Kind ärgerliches Kind wütendes Kind impulsives Kind undiszipliniertes Kind glückliches Kind
Maladaptive Bewältigungsmodi	angepasster Unterwerfermodus (Unterwerfung) distanzierter Beschützermodus (Vermeidung) distanzierte Selbstberuhigung oder -stimulation (Vermeidung) narzisstischer Selbsterhöher/Wichtigtuer (Überkompensation) Schikane- und Angreifermodus (Überkompensation)
Dysfunktionale innere Bewerter/Antreibermodi	strafende innere Bewerter fordernde innere Antreiber
Integrierender Modus	Modus des gesunden Erwachsenen

Modus des gesunden Erwachsenen der Patient*innen dabei unterstützt, automatische Gedanken und Grundüberzeugungen neu einzuschätzen, durch angemessene Gedanken über sich und andere zu ersetzen und strafende oder überfordernde Bewerter zu entmachten. Der Kern der Nachbeelterung findet sich in der wichtigen Frage: Was braucht das Kind (emotionales Grundbedürfnis)? Ein Individuum in diesem Modus nimmt beide motivationalen Systeme (Kindmodus und innere Bewerter) wahr und vermag Anpassungen vorzunehmen. Werden die Bedürfnisse befriedigt, beruhigen sich die belastenden Basisemotionen und wir können vom Erleben des verletzbaren Kindmodus wieder ein Gefühl der Zufriedenheit finden, wie sich offene und empfindsame Kinder fühlen. Der Ärger, den wir im ärgerlichen Kindmodus fühlen, wird beruhigt und wir können wieder in den Zustand des sich sicher fühlenden und selbstbewussten Kindes kommen, das auf realistisch-selbstsichere Art die Welt explorieren und gestalten möchte. Zusammenfassend kann man sagen, der Modus des gesunden Erwachsenen hat die Aufgabe, die alten Überzeugungen neu zu bewerten, die durch die Schemaaktivierungen heute im Erleben erscheinenden Kindmodi richtig einzuordnen und die sich darin zeigenden Bedürfnisse mit den heutigen Möglichkeiten der erwachsenen Person durch ein flexibles, funktionales Bewältigungsverhalten zu befriedigen, das den Anforderungen des Lebens gerecht wird.

In manchen Schematherapiebüchern wird dieses funktionale Bewältigungsverhalten selbst als Erwachsenenmodus beschrieben. In diesem Buch wird im Sinne eines metakognitiven Modells die Fähigkeit zur Selbstregulation betont, die dann zu einem funktional-„erwachsenen" Bewältigungsverhalten befähigt (Ausführungen zum Konzept des gesunden Erwachsenenmodus und Training dieses Modus siehe Kap. 4.5 und 4.6).

Merke: Modi beschreiben, was wir sehen. Wie beim Blick durch das Objektiv einer Kamera entscheiden wir, wie genau wir ein Objekt sehen werden. Mit einem Weitwinkelobjektiv betrachtet gibt es nur drei (bzw. vier) Modus-Hauptgruppen, mit einer Naheinstellung können wir viele Modi unterscheiden, je nachdem wie genau wir hinsehen.

Bei der praktischen Arbeit mit Patient*innen versuchen wir, mit einer überschaubaren Anzahl von Modi im Modusmodell zu arbeiten und die präsentierten Modi mit den Schwierigkeiten der Patient*innen zu verknüpfen. Vor allem für die Patient*innen darf das Modusmodell nicht zu komplex werden. Wir haben daher nur die geläufigen Modi ausgewählt.

Tabelle 4 zeigt die wichtigsten 14 Modi, wie sie auch mit dem Schema-Modus-Inventar (SMI; Young et al., 2007; Lobbestael, van Vreeswijk, Spinhoven, Schouten & Arntz, 2010), einem in Holland entwickelten und gut validierten Modusfragebogen, erfragt werden können.

4.1.6 Beispiele für maladaptive Bewältigungsmodi, die es in der Therapie zu begrenzen gilt

In der Therapie können alle Modi zum Ausdruck kommen. Dies geschieht entweder direkt innerhalb der Therapiebeziehung oder die verschiedenen Modi werden durch die Berichte der Patient*innen über ihr Leben deutlich. Es ist besonders wichtig, die maladaptiven Bewältigungsmodi zu erkennen und an ihnen vorbei Kontakt zum Kindmodus der Patient*innen herzustellen. Die folgenden Beispiele sind als allgemeine Hinweise anzusehen und müssen natürlich im Kontext des Modusmodells der jeweiligen Patient*innen konkretisiert werden.

- *Vermeidende Bewältigungsmodi*: schwere Dissoziation und/oder völliges Verstummen der Patient*innen, Selbstverletzungen, suizidales und parasuizidales Verhalten, schwer zu unterbrechendes Jammern oder Klagen über andere Personen, Symptome oder Lebensumstände, Patient*in verliert sich in Berichtdetails, lenkt von emotionalen Themen ab, Suchtverhalten, körperliche Beschwerden wie zum Beispiel somatoforme Schmerzen oder Schwindel.
- *Unterwerfende/erduldende Modi*: „brave, überangepasste Patient*innen", erledigen alle Therapiehausaufgaben vorbildlich, Ja-sage-Tendenz, in Beziehungen dem Gegenüber alles recht machen wollen und keine eigene Meinung oder Bedürfnisse vertreten, Therapeut*innen wiederholt oder unangemessene Geschenke machen, Therapeut*innen unangemessen stark und/oder häufig loben, maskenhaft lächelnd trotz aversiver Emotionen, soziale Emotionen wie Schuld, Scham und schlechtes Gewissen.
- *Dominant überkompensierende Modi*: Patient*innen greifen ihr Gegenüber, zum Beispiel Therapeut*in/Klinik/Klinikpersonal oder die gemeinsame Therapiearbeit abwertend und/oder lautstark an, aggressives Verhalten, Patient*innen kontrollieren, korrigieren, dozieren oder gängeln ihre Interaktionspartner*innen fortwährend, verhalten sich herablassend, manipulierend oder arrogant, täuschen und tricksen.

4.1.7 Therapieziele aus der „Modus- und Schemaperspektive"

Darunter fallen:

- Die Bedürfnisse, die sich im *verletzbaren Kindmodus* zeigen, sollen im Sinne der emotionalen Grundbedürfnisse versorgt und getröstet werden. Dies geschieht durch ein Beziehungsangebot nach dem Konzept der begrenzten elterlichen Fürsorge.
- Der Ärger über empfundene Zurücksetzung oder Grenzüberschreitung, der sich im *wütenden/ärgerlichen Kindmodus* zeigt, wird als Signal zur Selbstbehauptung validiert und darf angemessen ausgedrückt werden („venting anger") und seine Kraft zur Selbstbehauptung dem gesunden Erwachsenenmodus zur Verfügung gestellt.
- Der *impulsive und undisziplinierte Kindmodus* wird empathisch konfrontiert und ggf. begrenzt.
- *Bestrafende und fordernde innere Bewerterstimmen* werden entmachtet und abgeschwächt, zum Beispiel in Stuhldialogen und Imaginationsübungen.
- *Vermeidende und unterordnende Modi* werden erkannt, in ihrer biografischen Bedeutung benannt und durch erwachsene Emotions- und Verhaltensregulation im gesunden Erwachsenenmodus ersetzt.
- *Dominante bzw. Überkompensationsmodi* werden begrenzt, die Fähigkeit zur Selbstbehauptung und dominanten Zielverfolgung wird in gemäßigter Form dem gesunden Erwachsenenmodus überführt.
- Der *gesunde Erwachsenenmodus* wird in seiner Kompetenz aufgebaut und gestärkt, Therapeut*in dient als Modell.
- Die Aktivitäten des Erwachsenenmodus sollen dazu führen, dass sich die Person häufiger im *Modus des glücklichen Kindes* erleben kann.

Merke: Die zentrale Aufgabe der Therapie besteht erstens darin, die Symptome mit den maladaptiven Bewältigungsmodi und deren Funktion in Beziehung zu setzen. Zweitens ist es das Ziel, die hinter den Bewältigungsmodi stehenden inneren emotionalen Zustände (Kindmodi) und Bewertungsmuster (früher Elternmodi genannt), deren Ursprünge in der Kindheit und deren Motive zu erkennen und die Patient*innen zu einer Neubewertung der Situation aus der Sicht eines gesunden Erwachsenen (GE) anzuleiten. Dann können die unbewusst übernommenen Bewertungen aus dem GE-Modus heraus „entmachtet", losgelassen und die berechtigten emotionalen Bedürfnisse der Kindseite befriedigt werden. Auf diese Weise „heilen" die alten Wunden bzw. Schemata.

Im bereits erwähnten „Zwei-Beine"-Modell (siehe Abb. 1) bedeutet das, zunächst aus den automatisiert eingesetzten Bewältigungsmodi auszusteigen (untere Zeile), in Kontakt mit allen Basisemotionen zu kommen, die Grundbedürfnisse dahinter wahrzunehmen sowie ausbalanciert und flexibel im Erwachsenenmodus zu befriedigen. Ganz einfach formuliert müssen die Menschen, die mehr zur internalisierend BLAUEN Seite neigen, ihr ROTES Bein stärken, die zu dominant externalisierend Roten ihr BLAUES Bein und die Zurückgezogenen müssen beide Beine stärken und sich wieder vertrauensvoll auf Beziehungen einlassen und dabei auch angemessen selbstsicher ihre Bedürfnisse zum Ausdruck bringen. Es ist also ein ganz simples Balancemodell. So, wie wir beim Gehen zwischen dem rechten und linken Bein abwechseln.

Aus der Schemaperspektive ist das Therapieziel zusammengefasst, die maladaptiven Schemata abzuschwächen und den Patient*innen beizubringen, aus diesen auszusteigen und durch die therapeutische Arbeit auf kognitiver, emotionaler und verhaltensmäßiger Ebene adaptive Schemata anzulegen, aufzubauen und Anleitungen zum Einüben dieser anzustoßen.

Abbildung 1: *Das „Zwei-Beine"-Modell*

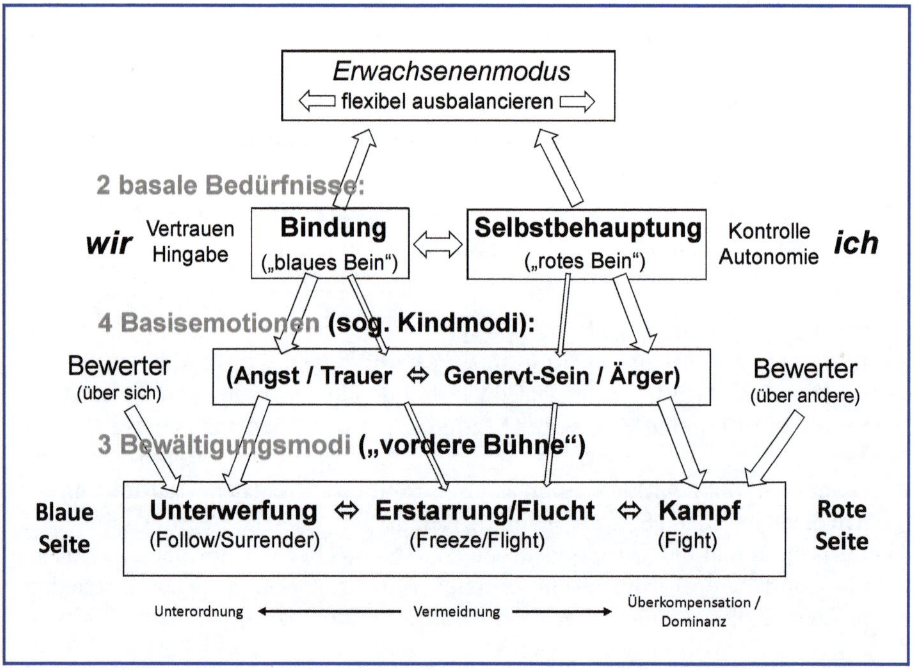

4.1.8 Das Modusmodell zur Fallkonzeption der Patient*innen

Wir empfehlen, sich bei der Fallkonzeption auf die wichtigsten, gut greifbaren Schemata zu konzentrieren und sie sofort mit den entsprechenden Modi und den Ergebnissen des Fragebogens SMI (Schema Mode Inventory; Young et al., 2007) zu verknüpfen. Wird der von Patient*innen präsentierte Modus mit einem charakteristischen dahinter liegenden Schema verknüpft, bekommen Patient*innen ein besseres Gespür für den Zusammenhang zwischen ihren aktuellen Empfindungen und deren Herkunft aus der Kindheit. Erst das Verständnis der hinter den Modi liegenden Schemata bringt die biografische Dimension in die Therapie.

Ein Grundprinzip der Schematherapie ist die Nutzung vorhandener Ressourcen bzw. Lösungsschemata der Patient*innen. Patient*innen haben ein ausgeprägtes Bedürfnis, sich über Therapien (zum Beispiel im Internet) zu informieren. Die Psychoedukation befriedigt diese Wünsche und fördert das Vertrauen in das Modell und die Expertise der Therapeut*innen. Es kann auch hilfreich sein, den Patient*innen ein Buch zur Erklärung der Schematherapie mitzugeben (Roediger, 2018; Jacob, van Genderen & Seebauer, 2017). Gerade jüngere Therapeut*innen können so das Vertrauen auch deutlich älterer Patient*innen gewinnen. Die meisten persönlichkeitsgestörten Patient*innen sind nicht durch ihre kognitiven Fähigkeiten limitiert, sondern durch emotionale Prozesse, die zu Therapiebeginn noch nicht so stark aktiviert sind. Man kann also in diesem therapeutischen Fenster die kognitiven Ressourcen nutzen, um eine gute Arbeitsbeziehung aufzubauen. Die gemeinsam entwickelte Fallkonzeption dient im weiteren Therapieverlauf als gemeinsamer Bezugspunkt, um in emotionalen Aktivierungssituationen aus der dyadischen Beziehung auszusteigen und durch Aufstehen die Therapiesituation aus einer Dritte-Person-Perspektive gemeinsam wie „von oben" anzuschauen. Das Erleben der Patient*innen wird dann nachvollzogen und in die Fallkonzeption eingeordnet. Dadurch können Patient*in und Therapeut*in rasch wieder in die Arbeitsbeziehung zurückfinden. Dieser systematische Wechsel auf eine metakognitive Ebene macht die Schematherapie zu einer Methode der sogenannten dritten Welle der Verhaltenstherapie.

Die individuelle Fallkonzeption in der klassischen Art nach Arntz (2010) oder Jacob und Arntz (2015) und/oder als Moduslandkarte aus der erweiterten dimensional-dynamischen Perspektive nach Roediger (Roediger & Valente, 2024) wird mithilfe von Informationen aus der Anamnese, dem aktuellen psychischen Befund, den Eindrücken aus dem Erstkontakt, den Fragebögen und den diagnostischen Imaginationsübungen erstellt. Mit der Moduslandkarte lassen sich situationsspezifische, aber auch generalisierte Verhaltensexzesse und -defizite erkennen. Wir empfehlen, in der praktischen Arbeit mit Patient*innen das Fallkonzept gemeinsam mit ihnen am großen Flipchart zu entwickeln und das individualisierte Modusmodell dann zu Beginn jeder Therapiesitzung aufzustellen. So ist jederzeit ein gemeinsames „Auf-das-Modell-Schauen" möglich und das Modell kann während der Sitzung kontinuierlich weiter vervollständigt werden.

Die folgenden Abbildungen zeigen die Fallkonzeption aus der klassischen, deskriptiven Perspektive (Abb. 2), aus dem dynamischen Blickwinkel (Abb. 3) nach Roediger und ein Beispiel für ein ausgefülltes Modusmodell der Fallvignette Frau O. in beiden Varianten (Abb. 4a, 4b).

Die Fallkonzeption stellt im weiteren Therapieverlauf einen stabilen Bezugsrahmen dar, in den das aktuelle Verhalten der Patient*innen – sowohl innerhalb als auch außerhalb der Therapie – eingeordnet und verstanden werden kann. Das gibt den Patienten Orientierung im Alltag und ermöglicht, konflikthafte Situationen in der Therapie durch den Blick auf ein gemeinsames Drittes, die Fallkonzeption, aufzulösen (joint perspective; Siegel, 2006). Üblicherweise wird heute die Fallkonzeption primär mit dem Modusmodell erstellt, da sie das unmittelbare Erleben der Patient*innen abbildet.

Es ist aber unabdingbar, sich weiter darüber im Klaren zu sein, dass hinter den Modi Schemata aktiv sind. Therapeut*innen sollten sich während der Modusarbeit bewusst sein, an welchem Schema gerade gearbeitet wird und dieses auch den Patient*innen vermitteln, die ihre „Lebensfallen" gut kennenlernen sollen. Den Patient*innen sollte ein grundsätzliches Verständnis vermittelt werden, dass ihre Modi nicht nur im Hier und Jetzt als Reaktion auf Umwelteinflüsse entstehen, sondern dass sie im Wesentlichen Ausdruck der Aktivierung untergründiger, früh angelegter Schemata im Inneren der Patient*innen sind. Dieses Verständnis erleichtert den Patient*innen, in eine introspektive Haltung zu wechseln und sich nicht als „Opfer" äußerer Umstände zu erleben, sondern die Verantwortung für das eigene Erleben und Verhalten zu übernehmen.

Die folgende Fallvignette zeigt beispielhaft das Einführen des Modusmodells mit der Patientin Frau R. (Fallbeschreibung siehe Kap. 1.2).

Fallvignette: Einführung des Modusmodell mit Frau R.

Th.: „Frau R., heute möchte ich unsere Sitzung nutzen, um Ihnen das Modusmodell vorzustellen, das wir gemeinsam individuell für Sie erstellen. Dieses Modell wird unsere Arbeitsgrundlage und unser Bezugspunkt für den Rest der Behandlung sein. Es wird Ihnen helfen, sich selbst besser zu verstehen, ungünstige Verhaltensweisen aufzugeben und günstige Verhaltensstrategien anzuwenden. In der Schematherapie gehen wir davon aus, dass jeder Mensch verschiedene Seiten hat. Je nachdem, welche Seite von uns aktiv ist, wirken wir unterschiedlich und verhalten uns auch verschieden. Unsere Part-

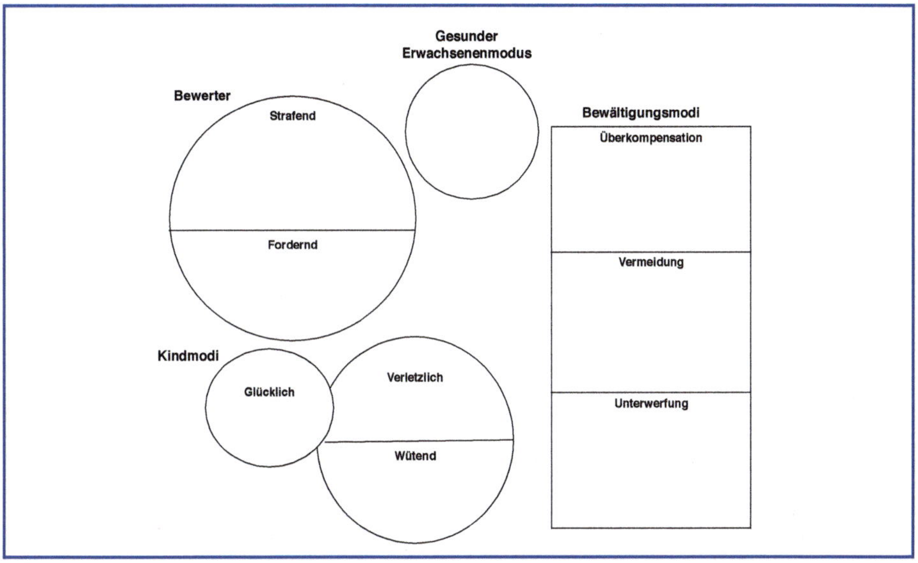

Abbildung 2: *Klassisches Modusmodell (Jacob & Seebauer, 2013) (siehe auch Anhang)*

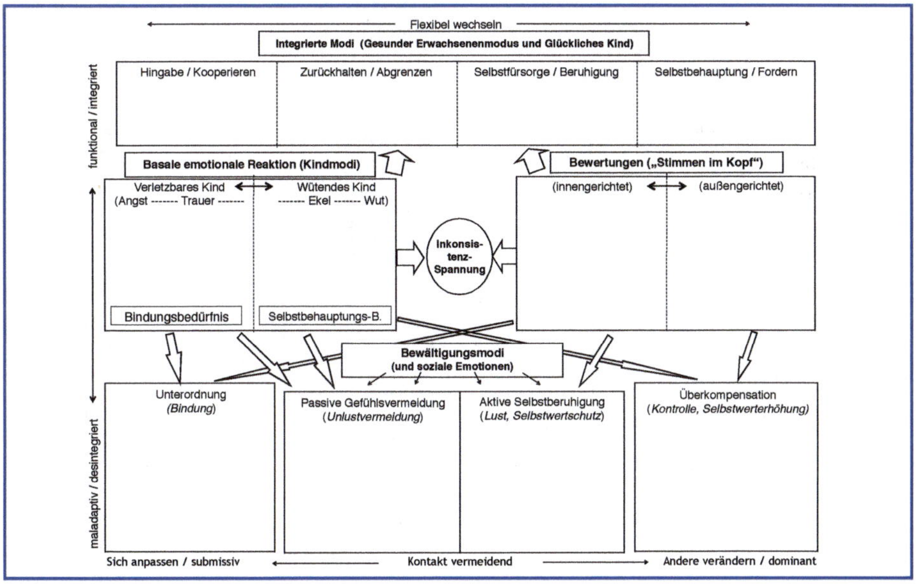

Abbildung 3: *Leere Moduslandkarte (mod. nach Roediger & Valente, 2024) (siehe auch Anhang)*

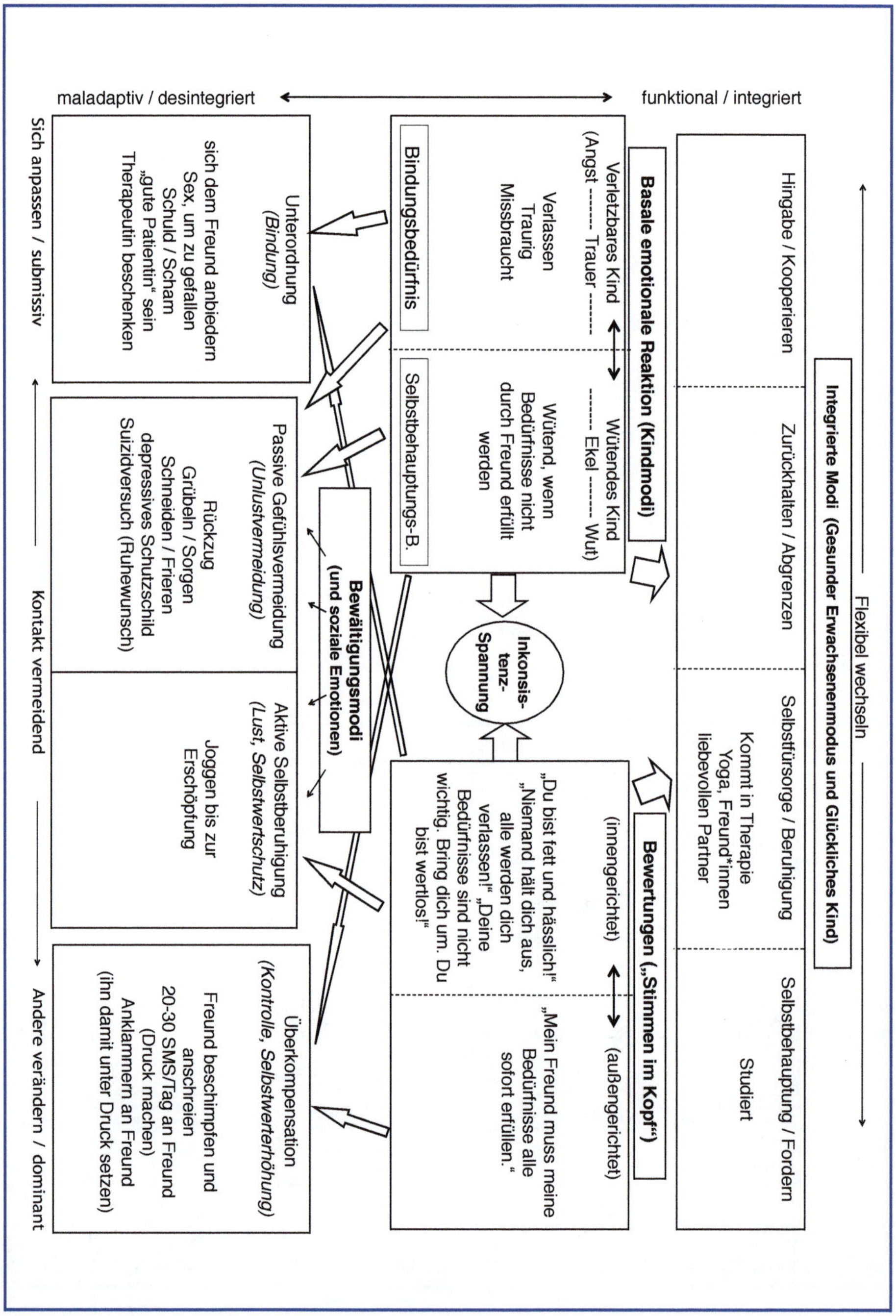

Abbildung 4a: *Moduslandkarte der Fallvignette Frau O.*

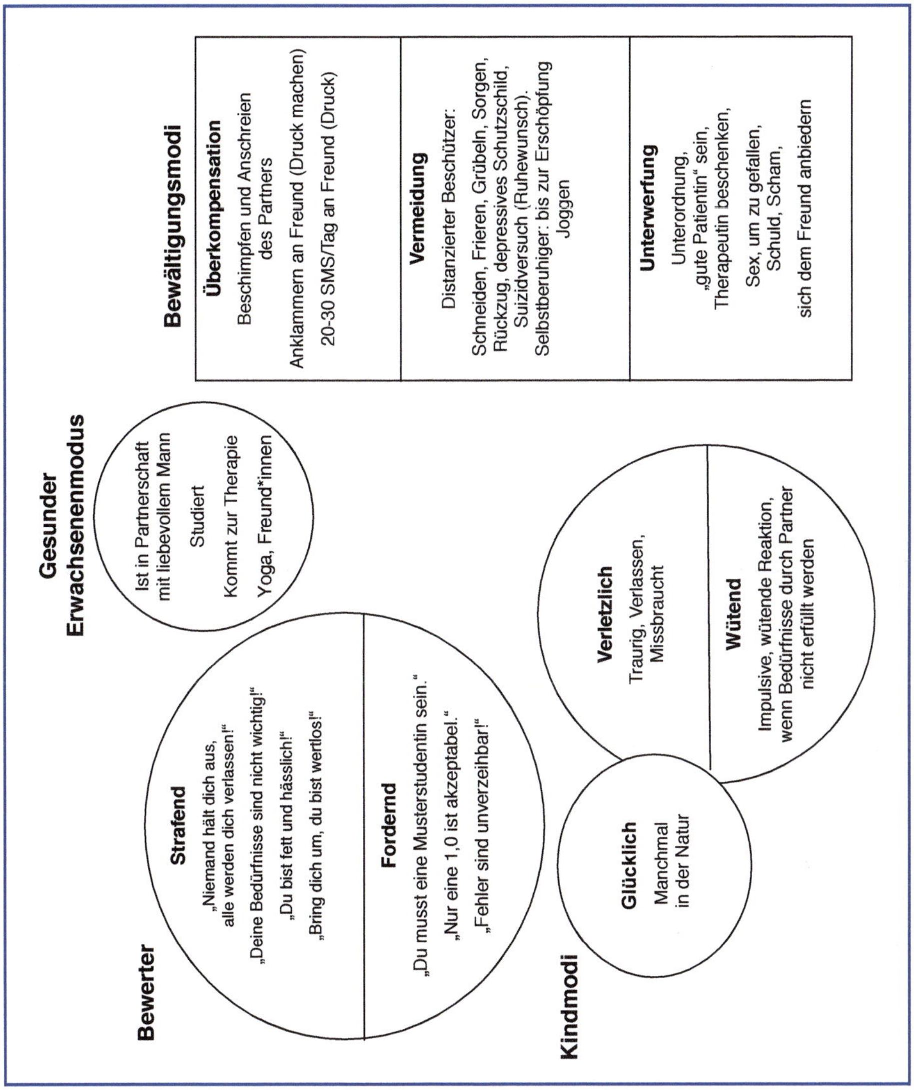

Abbildung 4b: *Klassisches Modusmodell der Fallvignette Frau O.*

*ner*innen kennen zum Beispiel andere Seiten von uns als unsere Freund*innen oder Kolleg*innen, kommt Ihnen das bekannt vor?"*

Frau R.: „Ja, ich kenne vor allem auch an meinem Mann negative Seiten, die andere nicht kennen und immer sagen, wie toll er ist, und nicht verstehen wollen, was ich an ihm zu meckern habe."

Th.: „Genau, das Modell der verschiedenen Seiten gilt für jeden, also auch für Ihren Mann. In engen Beziehungen zeigen wir andere Seiten von uns als in losen Bekanntschaften oder am Arbeitsplatz. Die verschiedenen Seiten oder Anteile eines Menschen nennen wir Modi; das Modell ist daher das Modusmodell. (Therapeutin steht auf und geht zu dem Flipchart). *Beginnen wir als Erstes mit Verhaltensweisen, die Sie an sich nicht so mögen und daher verändern wollen, was wäre das?"*

Frau R.: „Hm, also das Rauchen möchte ich schon lange aufgeben und fange immer wieder damit an. Und dann finde ich mich fürchterlich, wenn ich so laut die Kinder ausschimpfe, aber im Eifer des Gefechtes kann ich mich kaum stoppen."

Th.: „Prima, genau so etwas in der Art meinte ich. Das Rauchen gehört zu dem Selbstberuhigungsmodus bzw. zur Vermeidung. Und das Ausschimpfen der Kinder ist ein Überkompensationsmodus. Die Modustypen erkläre ich Ihnen gleich, vorher möchte ich noch ein paar weitere sammeln. Welche Gefühle kennen Sie denn so?"

Die Therapeutin leitet die Patientin daraufhin an, Beispiele für jeden Modustyp zu finden, also Gefühle im Kindmodus, überfordernde oder strafende Kognitionen der inneren Bewerter, weitere Verhaltensweisen für die maladaptiven Bewältigungsmodi (Unterordnung, Vermeidung und Überkompensation) und falls vorhanden auch Beispiele für den gesunden Erwachsenenmodus. Anschließend wird der Patientin kurz erklärt, wie die Modi zusammenhängen und wie deren Entstehungsgeschichte ist. Im Laufe der Therapie wird dieses Modusmodell mit der Patientin dann ausdifferenziert und mit Beispielen angefüllt. Ziel ist es, dass die Patientin zur Expertin ihrer verschiedenen Seiten wird, diese zu erkennen, zu benennen und je nach Modus zu begrenzen, zu entmachten oder zu versorgen lernt.

4.1.9 Der deskriptive und der dimensional-dynamische Blickwinkel auf das Modusmodell

Eckhard Roediger hat im Laufe der Jahre das ursprüngliche, deskriptive Modusmodell ausdifferenziert und – analog dem alternativen Modell des DSM-5 – in einen dimensionalen Rahmen gestellt, der sich auch in der grafischen Darstellung der Modi widerspiegelt. Sowohl die deskriptive als auch die dimensional-dynamische Perspektive auf das Modusmodell beinhalten aber überwiegend dieselben Modi und bauen auf das Schemamodell auf. Im Folgenden werden die Gemeinsamkeiten und Unterschiede der beiden Blickwinkel auf das Modusmodell erläutert.

Das deskriptive Modusmodell

Modi gelten als „Teile des Selbst", mit Emotionen, Gedanken, Körperempfindungen und Verhaltensweisen. Zu Beginn der Therapie werden die beobachteten Zustände einzelnen Modi zugeordnet. Dazu kann man auch Moduskarten einsetzen und die gefundenen Modi auf einzelne Stühle „auseinandersetzen" und dann in das jeweilige Feld eintragen. Das ergibt eine ganz individuelle Fallkonzeptionsskizze.

Die dimensional-dynamische Perspektive

Der dynamische Blick auf das Modusmodell greift eine Aussage Youngs auf (Young et al., 2005, S. 378), dass mehrere Modi sich gegenseitig beeinflussen und nebeneinander wahrgenommen werden können. Es zeigt Näherungen zum Strukturmodell Freuds sowie der Transaktionsanalyse (Berne, 2006). Ebenso können leicht Bezüge zum konsistenztheoretischen Modell von Grawe (1998) und Caspar (2007) sowie dem Modell der doppelten Handlungsregulation von Sachse (2008) hergestellt werden, wodurch sich die dimensionalen und dynamischen Bezüge verdeutlichen (Roediger, 2011).

Tabelle 5 nennt die wichtigsten Unterschiede der deskriptiven und dimensional-dynamischen Fallkonzeption.

Die relevanten Modi sind in beiden Ansätzen enthalten, werden jedoch in der jeweiligen Fallkonzeption etwas anders angeordnet, wie die Abbildungen 2 und 3 zeigen. Der Hauptunterschied ist, dass die *deskriptive* Darstellung in der klassischen

Tabelle 5: *Die beiden Fallkonzeption-Varianten im Vergleich*

Deskriptiv-kategorisierende Perspektive	Dimensional-dynamische Perspektive
■ kategorisierend ■ deskriptiv ■ ideosynkratische Konstruktion ■ bottom up ■ „psychologisch" ■ forschungsorientiert ■ dyadische Interaktion zwischen dem gesunden Erwachsenen und einem Modus ■ eigenständiges Modell	■ dimensional ■ interaktiv/dynamisch ■ normative Rahmen ■ top down ■ „medizinisch" ■ klinisch orientiert ■ verschafft einen Überblick über die innere Moduslandkarte ■ enger mit anderen Modellen, z. B. der „dritten Welle", verbunden

Perspektive dynamische Einflüsse oder Interaktionen zwischen den Modi nicht erfasst, während die Pfeile der *dynamischen* Variante (Abb. 3) die Interaktionsmöglichkeiten zwischen den Modi veranschaulicht. Mit diesem dynamischen Blick – insbesondere durch den Bezug zum „Zwei-Beine"-Modell – findet die Schematherapie konkrete Möglichkeiten, mit einfachen Worten innere Dynamiken auszudrücken und den Patient*innen zu veranschaulichen. Konkret, ob sie schlicht mehr auf dem ROTEN oder dem BLAUEN Bein stehen bzw. sich im Rückzug befinden.

Ein weiterer Unterschied in den Moduszuordnungen zwischen den Modellvarianten ist, dass aus der Perspektive des dynamischen Modells vor allem die Basisemotionen (Wut, Traurigkeit, Angst, Ekel) der Kern des Kindmodus-Erlebens sind, während die sozialen Emotionen (Scham, Schuld, schlechtes Gewissen, Überlegenheitsgefühl) bereits Ausdruck eines maladaptiven Bewältigungsmodus sind. In der dynamischen Variante werden die inneren Bewerter als in den Patient*innen aktivierte Bewertungen verstanden, die wie bewertende „Stimmen im Kopf" erscheinen können, ohne dass sie nach außen hin sichtbar werden müssen. Diese Bewertungen können auf die eigene Person (nach innen), aber auch auf andere Menschen (nach außen) gerichtet sein.

Erläuterungen zu der dimensional-dynamischen Perspektive auf das Modusmodell nach Roediger

Das menschliche Bewusstsein speist sich aus zwei Hauptquellen: Aus entwicklungsgeschichtlicher und physiologischer Perspektive führen die biologischen Prozesse im Körper zu basalen emotionalen Aktivierungen. Parallel dazu internalisieren wir mentalistisch die Einstellungen unserer Umgebung und integrieren deren Bewertungen in die eigene Weltsicht, woraus unser inneres Bewertungssystem entsteht. Aus diesen beiden primären Quellen speist sich unser sichtbares Verhalten. Wir können zwei Ebenen beschreiben (metaphorisch als vordere und hintere Bühne), und zwar indem wir das sichtbare Verhalten (die Bewältigungsmodi im Vordergrund) von den vorausgehenden inneren Motivationsprozessen unterscheiden (emotionale Kindmodi und Bewerter auf der hinteren Bühne).

Die beiden wichtigsten Motivationssysteme bilden die Basisemotionen oder Kindmodi, die auf subkortikale Aktivierungen zurückzuführen sind, die vom limbischen bzw. Basissystem ausgehen, sowie die internalisierten Grundüberzeugungen und Verhaltensregeln (innere Bewerter), die vermutlich in den Spiegelneuronennetzwerken unseres Kortex von Kindheit an angelegt werden. Bereits kleine Veränderungen in der Balance der aktivierten Motivationssysteme können zum „Modus-Flipping" führen (zum Beispiel von externalisierenden Verhaltensweisen wie „meckern" zu selbstverletzendem Verhalten bei Menschen mit einer Borderline-Persönlichkeitsstörung). Die dynamische Perspektive auf das Modusmodell reflektiert diese Veränderungen und hilft Betroffenen, ihr „bizarres" Verhalten besser zu verstehen und zu überwinden, indem sie ihre möglichen Motive anerkennen, aber sich von ihren automatischen Verhaltensimpulsen lösen und eine bewusste, selbstreflexive, „erwachsene" Verhaltenssteuerung einüben.

Auf diese Weise können wir von der deskriptiven Ebene zu den emotionalen und kognitiven Ursprüngen des Verhaltens vordringen. Fühlen wir Angst oder Traurigkeit, sind wir im verletzbaren Kindmodus. Ekel oder Wut sind Aktivierungen des ärgerlichen Kindmodus. Bewältigungsmodi sind das resultierende Exekutivverhalten, das mit sozialen Emotionen einhergeht, und aus einer Mischung von transformierten Basisemotionen und gleichzeitig aktivierten Grundüberzeugungen herrühren. Um die Unterschiede darzustellen und zu zeigen, dass es sich tatsächlich um verschiedene Modi handelt, betrachten wir sie zwar als eine Mischung aus Emotionen, Kognitionen und Verhalten, teilen sie dann aber in Gruppen auf, die sich essenziell voneinander unterscheiden, nämlich in (a) behaviorale (Bewältigungsmodi), (b) basal-emotionale (Kindmodi) und (c) basal-kognitive Modi (Bewerter). Damit haben wir das Modusmodell auf die Elemente der Verhaltensanalyse bezogen (Roediger & Valente, 2024).

Die Trennung ist etwas künstlich, weil Menschen selbst in einem Kindmodus ihre Gefühle in Worte fassen (Kognitionen). Aber diesem Emotionsausdruck gehen innerliche, im Körper erlebte und zunächst noch wortlose Gefühle voraus. Die sind die eigentlichen Kindmodi, nämlich der Nachhall des Erlebens, das wir als Kind auch schon hatten, als wir noch gar nicht sprechen konnten, und das in uns wieder auftaucht, wenn die alten Schemata aktiviert sind. Das ist der Teil, mit dem Therapeut*innen in Berührung kommen und den sie versorgen möchten, wenn sie in der Therapie eine „Nachbeelterung" anbieten. Überdies können Bewerterstimmen (Kognitionen) eine Aura negativer Affekte haben, weil sie ja auch komplexe Rollenmodelle integrieren. Sie vermitteln aber in ihrer Essenz von konkreten Personen losgelöste, toxische Botschaften bzw. Grundannahmen, die unkritisch übernommen wurden, fest in unserem Wertesystem verankert sind und uns immer noch wehtun können. Ein wichtiges Ziel der Schematherapie ist es, diese toxischen Bewertungen abzubauen bzw. zu entmachten. Das ist der Grund, weshalb wir die in die Therapie mitgebrachten Bewältigungsmodi unserer Patient*innen möglichst schnell umgehen und die „hintere Bühne" betreten wollen. Zur praktischen Veranschaulichung zeigt die Abbildung 5a die ausgefüllte Moduslandkarte unserer Fallvignette Frau R. (Fallbeschreibung siehe Kap. 1.2) und zum Vergleich das ausgefüllte, deskriptive Modusmodell von Frau R. (Abb. 5b)

Die dimensional-dynamische Perspektive (Roediger & Valente, 2024) ermöglicht also eine metakognitiv orientierte Fallkonzeption (Abb. 4a und 5a zeigen eine idealtypisch ausgefüllte Moduslandkarte mit klinischen Symptomen unserer Fallvignetten). Die Funktion des gesunden Erwachsenen im oberen Kasten balan-

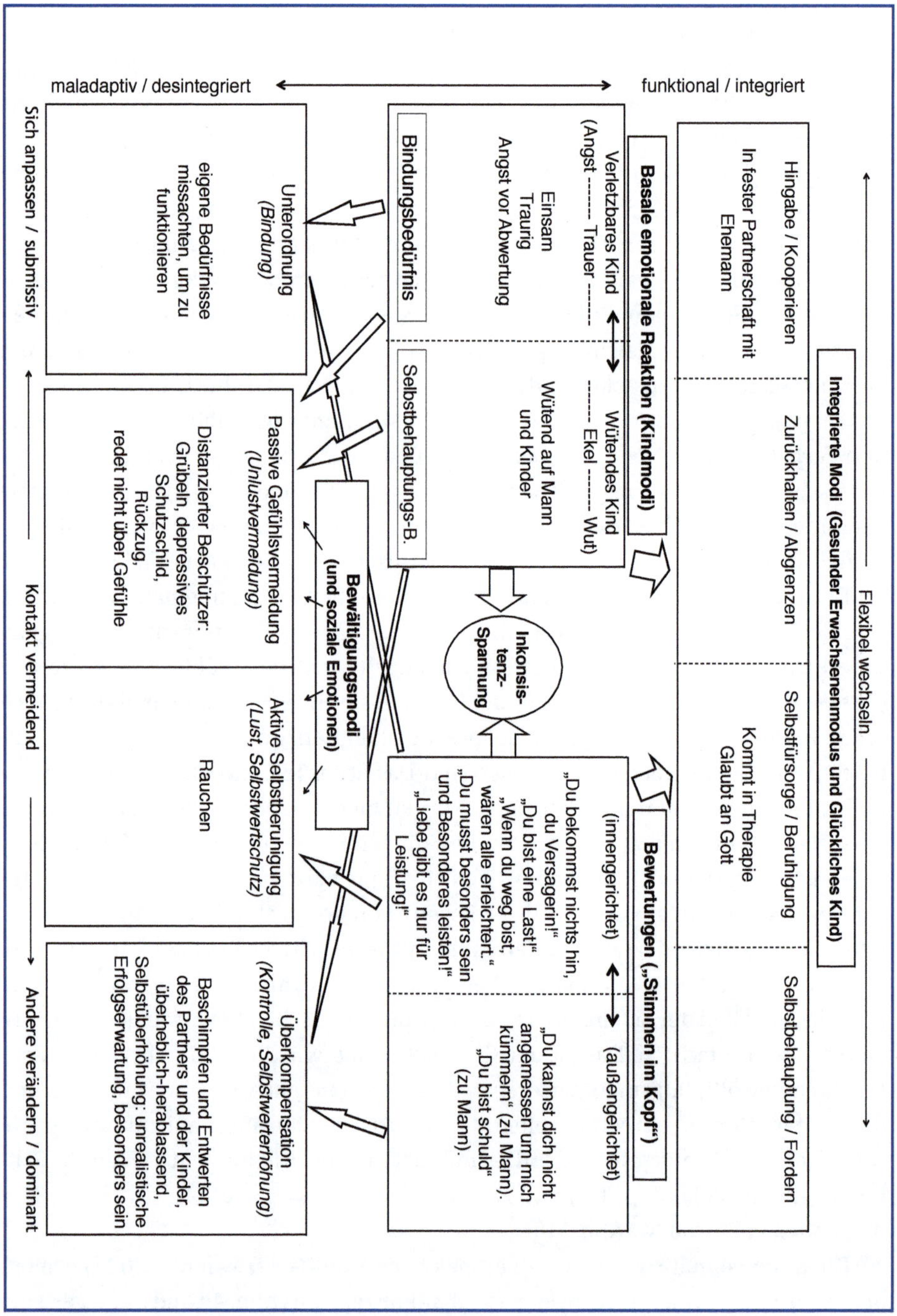

Abbildung 5a: *Moduslandkarte der Fallvignette Frau R.*

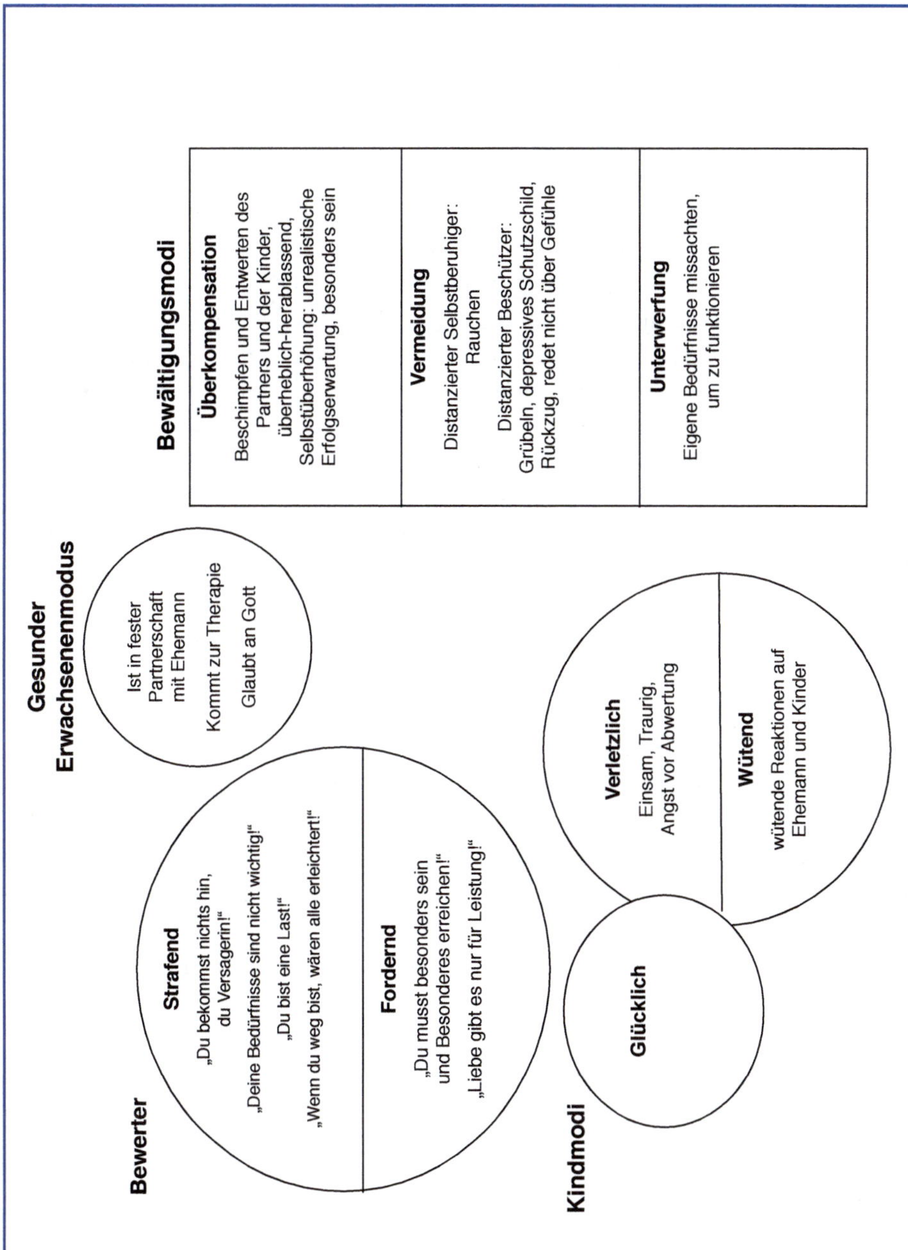

Abbildung 5b: *Modusmodell der Fallvignette Frau R.*

ciert dabei flexibel und adaptiv die in den maladaptiven Bewältigungsmodi in der untersten Zeile eingesetzten Bewältigungsstrategien im Sinne eines Balancemodells aus. Diese Darstellung stellt ein normatives „top-down-Modell" menschlichen Verhaltens in dimensionalen Konstrukten dar, in das sich alle Modi einordnen lassen. Das Bewältigungsverhalten entwickelt sich zwischen den Polen der umkreisbezogenen Bindungsorientierung (linke - BLAUE - Seite) und der selbstzentrierten Selbstbehauptungsorientierung (rechte – ROTE – Seite). Eine farbige Abbildung der Moduslandkarte, die diese Dynamik deutlich besser sichtbar macht, finden Sie unter „Moduslandkarte bunt mit Symptomen" (https://www.schematherapie-frankfurt.de/index.php/materialien/therapiematerialien/arbeitsblaetter-vortragsfolien). In der mittleren Zeile können auf der linken Seite die basalen Emotionen als Ausdruck der biologisch angelegten, wichtigsten Systeme und damit zusammenhängenden Grundbedürfnissen eingetragen werden. Auf der rechten Seite die wesentlichen, auf die Person selbst oder auf andere Personen bezogenen, verinnerlichten Bewertungen. Roediger trennt in seiner Modusmodell-Perspektive die Bewertungen vom gezeigten Verhalten (Bewältigungsmodi), da es vorkommt, dass aktivierte Bewertungen nur gedacht, aber nicht ausagiert werden. Das ist besonders bei besser integrierten Menschen mit guter Selbstkontrolle der Fall. So können auch nicht ausagierte Bewertungen nach außen (nach außen gerichteter Bewerter) erfasst und neu bewertet werden.

Das funktionale, gesund erwachsene Bewältigungsverhalten (oberste Zeile) setzt sich damit aus den gleichen Grundtendenzen zusammen, die in den maladaptiven Bewältigungsmodi in übertriebener, einseitiger und starrer Weise benutzt werden. Metaphorisch gesprochen malt der gesunde Erwachsenenmodus mit den gleichen Farben wie die maladaptiven Bewältigungsmodi, er trägt sie nur harmonischer und dezenter auf.

Ein wichtiges Ziel der Therapie ist es, das „Drama auf der hinteren Bühne" (zwischen Kindmodus und inneren Bewertern) sichtbar zu machen und nicht auf der vorderen Bühne (maladaptive Bewältigungsmodi) hängen zu bleiben. Wenn man sich mit den Dimensionen und den Dynamiken etwas vertraut gemacht hat, bleibt die Arbeit mit der Moduslandkarte klar und gut handhabbar.

Dieser dimensional-dynamische Blick auf das Modusmodell hat zusammengefasst folgende Vorteile:

- *Innere Bewerter:* Sie gelten als die Summe der verinnerlichten toxischen Botschaften, erlebbar als negative „Stimmen im Kopf". Dadurch wirken sie weniger personal, was hilft, sie von den komplexen verinnerlichten Elternbildern zu trennen und sie wieder zu re-externalisieren. Wir vertreten im Unterschied zu Young et al. (2005, S. 420) die Position, dass es in vielen Fällen leichter ist, sich von internen Modi konsequent zu distanzieren, als sie zu bekämpfen. Sie sind fest „einprogrammiert" und werden immer wieder auftreten. Das erspart den Patient*innen die Enttäuschung, wenn sie es nicht schaffen, solche Modi erfolgreich aufzulösen.

- *Was aufgezeigt wird:* Die Modusmodell-Variante nach Roediger kann aufzeigen, welche Bewältigungsmodi defizitär und welche extrem ausgeprägt sind (Verhaltensdefizite und -exzesse). Wer die Pfeile zurückverfolgt, stößt vom leeren Bewältigungsmodusfeld direkt auf die blockierten Basisemotionen und „verbotenen" Kognitionen. Dann können Therapeut*innen balanceorientiert die therapeutischen Interventionen entsprechend auswählen.
- *Das metakognitive Behandlungsziel:* Ziel ist es, das Verhalten und die sozialen Emotionen zu verändern, nicht jedoch die Basisemotionen (Kindmodus) selbst. Diese müssen akzeptiert, versorgt, neu bewertet und manchmal losgelassen werden. Der Modus des gesunden Erwachsenen lässt sich analog einer „Wise Mind"-Haltung (Linehan, 1996) einsetzen. Wenn es gelingt, die Person im Modus des gesunden Erwachsenen zum Handeln zu veranlassen, sind gute Ergebnisse zu erwarten.
- *Kindheitsbedürfnisse:* Der Blick auf die Kindmodi als Basisemotion, die als unmittelbarer Ausdruck frustrierter Grundbedürfnisse verstanden wird, hilft bei der Beantwortung der Frage: „Was braucht das Kind wirklich?"

4.2 Schematherapeutische Beziehungsgestaltung

4.2.1 „Kinderstube und Flügelwerkstatt"

Die spezifische Form der Beziehungsgestaltung, von Young „begrenzte Nachbeelterung" („Limited Reparenting") genannt, bildet neben dem theoretischen Modell und dem systematischen Einsatz der erlebnisaktivierenden Techniken eine der „drei Säulen" der Schematherapie (Young, 2010). Abbildung 6 zeigt die drei Säulen, auf denen die Schematherapie steht, und damit die Elemente, die die Schematherapie ausmachen.

Der „optimal funktionierende Therapeut" (Zarbock, 2008) agiert durch ein aktiv-fürsorgliches und feinfühliges Therapeutenverhalten so, wie es gute Eltern tun würden. Im Gegensatz zu den dysfunktionalen, schemabildenden, früheren Beziehungserfahrungen entsteht auf diese Weise ein gelungener Interaktionszirkel, in dem sich die Patient*innen als wertvolles Gegenüber wahrgenommen fühlen und selbstwirksam erleben können. Die Annahme ist, dass sich ein beruhigtes und befriedigtes Kind aufgrund seiner biologisch angelegten prosozialen Impulse von sich aus in die Autonomie entwickeln will. Aus bindungstheoretischer Sicht würde man sagen, dass nur ein sicher gebundenes Kleinkind die innere Freiheit hat, seine Umgebung lernend zu explorieren. Schematherapeut*innen haben sich also zur Aufgabe gemacht, negative Beziehungserfahrungen und daraus entstandene Beschädigungen von Patient*innen zu korrigieren, indem sie wie ein guter Elternteil als wohlwollende, ausgleichende und grenzsetzende Instanz die psychologischen Bedürfnisse von Patient*innen hinter den Gefühlen des Kindmodus versorgen, bis die Patient*innen am Modell der Therapeut*innen gelernt haben, dies selbst zu tun. Therapeut*innen werden im Rahmen ihrer professionellen Therapiebeziehung also versuchen, die Schäden zu korrigieren, die andere bei den Patient*innen in der Kindheit und Jugend verursacht haben.

Die folgende Abbildung 7 des schematherapeutischen Beziehungsfeldes zeigt auf der horizontalen Achse die beiden Pole der Beziehungsqualität und auf der vertikalen Achse die Arbeitsebenen innerhalb der Therapiebeziehung.

Innerhalb der Therapiebeziehung regulieren die Therapeut*innen die emotionale Aktivierung der Patient*innen, indem sie mittels der erlebnisaktivierenden Techniken das belastende Erleben zunächst dosiert prozessual aktivieren, um dann feinfühlig emotional und interpersonell korrektive Erfahrungen zu gestalten. Dies geschieht zum Beispiel durch imaginative Angebote, empathische Antworten, konkrete Hilfestellungen, dosierte Selbstoffenbarungen und modellhafte Anleitungen zur Neubewertung. In einem anschließenden Schritt werden die Patient*innen angeleitet, das neu Erlebte auch in einer *Mentalisierungsbewegung* durch den Bezug zur Fallkonzeption kognitiv zu klären und verändert auf ihr Identitätserleben zu beziehen (vertikale Achse in Abb. 7). Bei emotional vermeidenden Patient*innen aus dem C-Cluster des DSM wird dabei der emotionsaktivierende Pol betont, bei emotional instabilen Patient*innen aus dem B-Cluster die Fähigkeit zur emotionalen Distanzierung, Selbstreflexion und Selbstregulation, wobei die Therapeut*innen – wie bei einem Kind – vorab und begleitend im Sinne der anleitenden Ko-Regulation unterstützen müssen.

Die Therapeut*innen bieten dabei immer so viel Kontakt und Unterstützung an, dass sich die Patient*innen sicher fühlen. Sie verhalten sich so unterstützend wie gute Eltern (Pol der Nachbeelterung in der horizontalen Achse in Abb. 7). Sind die Patient*innen ausreichend stabilisiert, regen die Therapeut*innen dosiert mehr Eigenverantwortung und Aktivität an, indem sie zum Beispiel in einer sogenannten „empathischen Konfrontation" auf die vorhandenen Ressourcen der Patient*innen, äußere Gegebenheiten oder eigene Grenzen hinweisen (rechter Pol in Abb. 7). Sie bieten den Patient*innen dadurch ein Modell für fürsorgliches, aber auch angemessen abgegrenztes Verhalten, das im weiteren Verlauf von den Patient*innen internalisiert werden kann. Das Konzept der Begrenzung von Patient*innen wird auch von dem Grundbedürfnismodell abgeleitet, denn jedes Kind braucht ange-

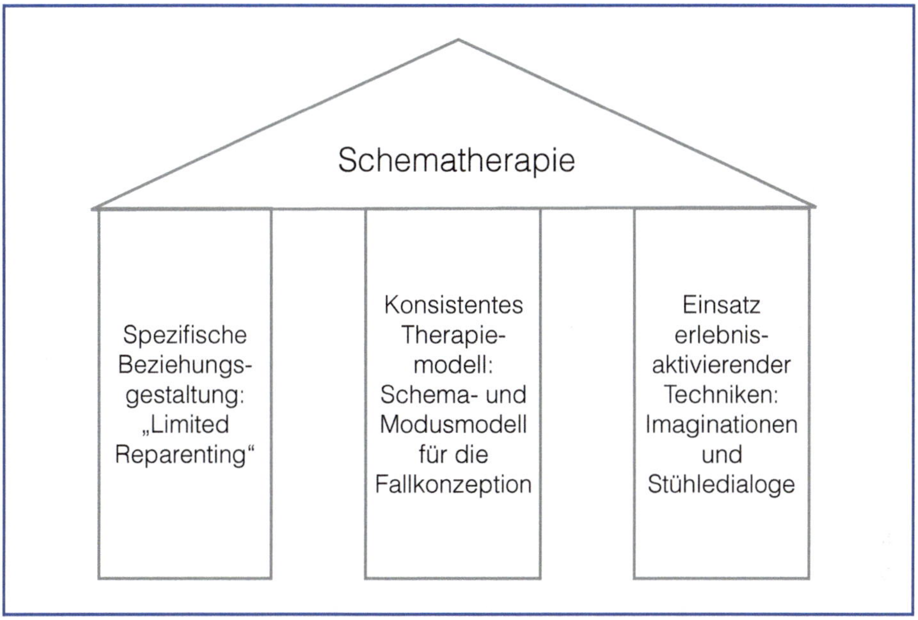

Abbildung 6: *Drei-Säulen-Modell*

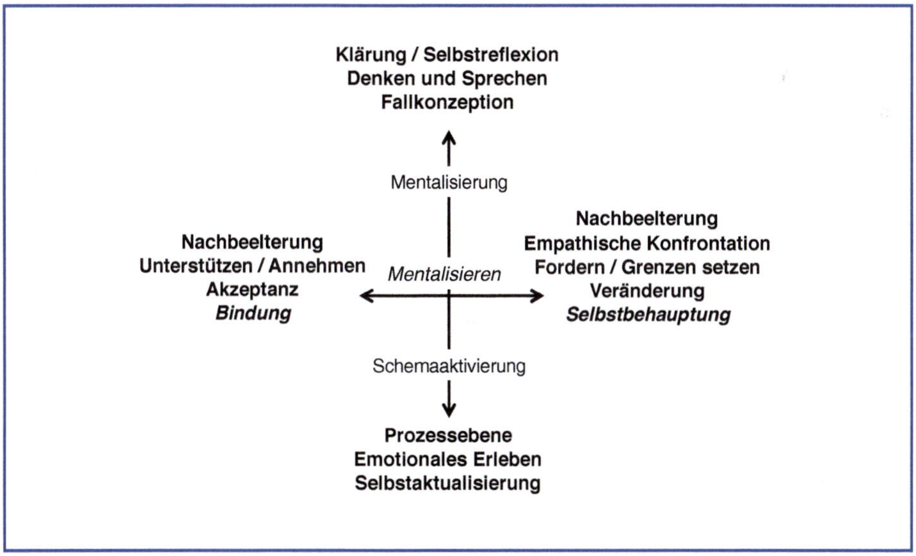

Abbildung 7: *Das therapeutische Beziehungsfeld*

messene Grenzen, um sich optimal zu entfalten. Den Blick auf diesen Aspekt zu lenken, ist ein weiterer Verdienst von Jeffrey Young.

Schematherapeut*innen balancieren also wie eine gute Mutter oder ein guter Vater zwischen Bindungsorientierung, aktiver Unterstützung, Akzeptanz und Nähe zu den jeweiligen Patient*innen auf der einen Seite und empathischer Konfrontation, Unterstützung der Selbstbehauptung und Autonomie, Veränderungsorientierung und Grenzsetzungen auf der anderen Seite aus. Analog zu der Kleinkindphase eines Menschen kann es in der Phase der intensiven, begrenzten Nachbeelterung vorübergehend zu einer *emotionalen Dependenz* der Patient*innen von ihren Therapeut*innen kommen. Das Gefühl der emotionalen Abhängigkeit tritt vor allem während der Arbeit im Kindmodus auf, ist in der Regel unproblematisch und vorübergehend. Nicht wünschenswert ist hingegen das Auftreten einer *funktionalen Abhängigkeit* während einer Schematherapie: Haben Patient*innen das Gefühl, ohne die Therapeut*innen ihre Alltagsaufgaben nicht mehr allein erledigen zu können, weigern sich, Entscheidungen allein zu treffen sowie Eigenverantwortung zu übernehmen, muss dies mit den Patient*innen kritisch diskutiert und mit ihnen das Konzept der emotionalen versus der funktionalen Abhängigkeit besprochen werden. Es gilt dann, die Patient*innen verstärkt in die Eigenverantwortung zu bringen. Unterstützende Nähe und entwicklungsfördernder Rückzug können in der Schematherapie fein ausbalanciert werden, indem zum Beispiel unterschiedlich auf E-Mails zwischen den Sitzungen reagiert wird: In emotionalen Krisen und zu Beginn der Therapie können Therapeut*innen auf E-Mails inhaltlich antworten, im weiteren Verlauf reichen kurze, ermutigende Kommentare oder sogar nur die Lesebestätigung aus, um den Patient*innen das Gefühl zu geben, von ihren Therapeut*innen unterstützt und wahrgenommen zu werden.

Da viele Therapeut*innen selbst besonders die Schemata „unerbittliche Ansprüche“ und „Aufopferung“ (Saddichha, Kumar & Pradhan, 2012) sowie weniger ausgeprägt auch „emotionale Vernachlässigung“, „Streben nach Anerkennung“ und „Besonders-Sein“ haben (Leahy, 2001), muss in der Supervision darauf geachtet werden, dass Therapeut*innen ihre eigenen Bedürfnisse mit denen der Patient*innen angemessen ausbalancieren, sonst wären sie kein gutes Modell. Durch eine optimale Balance von Aktivierung und Verarbeitung sowie Unterstützung und dosiertem Fordern versuchen die Therapeut*innen, die emotionale Aktivierung im sogenannten *„Toleranzfenster“* zu halten und ein optimales Lernklima zu schaffen. Wenn die Patient*innen die Sitzungen zum Beispiel mit Smartphones aufnehmen, können sie die Aufnahmen auch zwischen den Sitzungen in Aktivierungssituationen anhören und sich sowohl durch die Präsenz eines Übergangsobjektes (für den Kindmodus) als auch durch die konkreten Anleitungen (für den Erwachsenenmodus) stabilisieren. Zudem können insbesondere in Krisen E-Mail- oder notfalls auch kurze Telefonkontakte Sicherheit vermitteln und durch die Verfügbarkeit der Therapeut*innen die basalen Bindungsbedürfnisse der Patient*innen heilsam beantwortet werden. Wenn Patient*innen in übermäßiger Weise davon Gebrauch machen sollten, können die Therapeut*innen dies individuell empathisch konfrontieren, was von den Patient*innen besser angenommen wird als eine formal-rigide Abgrenzung. Die Schematherapie folgt damit über weite Strecken einem pädagogischen Vorgehen.

Diese modusbezogene Form der Beziehungsgestaltung wird von den Patient*innen positiv erlebt und drückt sich in relativ *niedrigen Abbruchraten* aus (van Asselt et al., 2008; Arntz et al., 2023). Auch die Therapeut*innen werden dadurch entlastet. Zum einen können sie über weite Strecken auf ihre sozialen Alltagsfertigkeiten zurückgreifen und sich authentisch verhalten, was relativ wenig anstrengend ist und damit „Burnout-prophylaktisch" wirken dürfte. So berichten schematherapeutisch arbeitende Kolleg*innen in der Supervision oft, über längere Zeit mit einer größeren Zahl persönlichkeitsgestörter Patient*innen arbeiten zu können, ohne sich überlastet zu fühlen. Zum anderen müssen sich Therapeut*innen über instabile Patient*innen zwischen den Sitzungen weniger Gedanken machen, wenn sie vereinbart haben, dass diese sich melden, sobald es ihnen sehr schlecht geht. Für diese Form der Arbeit sind jedoch eine gute Kenntnis der eigenen Schemata und Modusaktivierungen und damit eine ausreichende Selbsterfahrung wichtig. In der ausschließlich videobasierten *Schematherapiesupervision* wird daher auch auf Schema-Aktivierungen der Therapeut*innen geachtet (Neumann et al., 2013). Anhand der Videos als gemeinsamen Bezugspunkt ist eine schonende Konfrontation möglich, in der sich die Supervisor*innen auch als Modell anbieten.

4.2.2 Schematherapeutische Behandlung

Das Herzstück der schematherapeutischen Behandlung besteht darin, systematisch einen emotionalen Zugang zu den Patient*innen herzustellen. Dies geschieht vor allem innerhalb der therapeutischen Beziehung. Darüber hinaus stehen der Schematherapie verschiedene Techniken zur Verfügung.

Diese Techniken sind nicht ohne Einflüsse „von außen" entwickelt worden (siehe Kap. 2.2 und 6.2), haben aber durch den spezifischen Kontext ihrer Weiterentwicklung im Rahmen des Schema- und Modusmodells und der schematherapeutischen Beziehungsgestaltung eine spezifische Prägung erhalten. Neben den Ideen der kognitiven Verhaltenstherapie, wie sie von Beck und Mitarbeitern formuliert wurden (1979), haben die sogenannten erlebnisaktivierenden Techniken ihre Wurzeln in der Gestalttherapie und dem Psychodrama. Imaginationsübungen und Modusdialoge auf mehreren Stühlen sind die „dritte Säule“ einer Schematherapie (siehe Abb. 6).

4.3 Imaginationstechniken in der Schematherapie

4.3.1 Imaginatives Überschreiben (Imagery Rescripting)

Imaginationsübungen dienen vor allem dazu, den Bezug zu den Schema-induzierenden Situationen in der Kindheit herzustellen. Da solche Schlüsselszenen die Ursache der maladaptiven Schemata sind, kann die Bearbeitung solcher Kernszenen im Sinne eines „Imagery Rescripting“ (Weertman & Arntz, 2007) einen wichtigen Zugang sowohl zum Verständnis als auch zur Abschwächung dieser Schemata liefern. In den Imaginationsübungen wird deutlich, dass die Vergangenheit nicht wirklich vorbei ist, sondern im schemabasierten Erleben in der Gegenwart weiterwirkt, solange wir das nicht durchschauen. Gelingt das, fällt es den Patient*innen leichter, in den heute aktivierten Kindmodi das alte Erleben wiederzuerkennen und sich aus den alten, automatisierten Handlungsmustern zu lösen.

Im ersten Teil der Übung gehen die Patient*innen kurz mit dem alten Erleben in Kontakt. Im Gegensatz zur klassischen Exposition („prolongued exposure“; Foa & Kozak, 1986) bleiben die Patient*innen aber nicht bis zur Habituation in der Situation. Sobald die Emotionen submaximal aktiviert sind, wird der „Film“ angehalten. Im zweiten Teil der Übung, dem sogenannten „rescripting“, treten in der ersten Phase der Therapie die Therapeut*innen in das Bild hinein, konfrontieren ggf. die Bezugspersonen und versorgen das Kind. In der zweiten Phase steigen die Patient*innen als heutige Erwachsene zusammen mit den Therapeut*innen in die Imagination ein und lösen diese im Sinne der Konfrontation und ggf. Entmachtung der schlecht behandelnden Bezugspersonen und der Befriedigung legitimer kindlicher Grundbedürfnisse auf. Das zentrale Wirkprinzip ist also nicht die Habituation, sondern die korrigierende Erfahrung, von den Therapeut*innen gesehen und versorgt zu werden, dann die Neubewertung aus einer funktional-dissoziierten Perspektive und zuletzt die emotional veränderte, imaginative Auflösung der Situation durch die Patient*innen selbst im Sinne einer Ermächtigung.

Der therapeutische Effekt wird zum einen durch die unmittelbare Befriedigung der basalen psychischen Grundbedürfnisse der Patient*innen in der imaginierten Situation erzielt. Die Patient*innen machen so die emotionale Erfahrung einer haltgebenden und beschützenden Beziehung im deutlichen Unterschied zu der damaligen, schemabildenden Erfahrung. Zum anderen wird durch den aktiv induzierten Perspektivwechsel parallel dazu eine emotionale Distanzierung und kognitive Neubewertung aus Sicht des Erwachsenen möglich. Dadurch wird die Aktivierung latent vorhandener Ressourcen der Patient*innen gefördert und die Patient*innen erleben, dass sie heute andere Möglichkeiten der Bewältigung und einen viel größeren Einfluss auf das Geschehen haben als damals. Schematherapeut*innen nehmen dabei eine aktive Rolle ein und betreiben gegebenenfalls selbst modellhaft die Auflösung in der Imagination. Viele Patient*innen erleben durch dieses aktive Therapeut*innenverhalten zum ersten Mal, dass sie jemand vorbehaltlos unterstützt, schützt und versorgt.

4.3.2 Vorbereitung auf das imaginative Überschreiben

Die Patient*innen sollten, bevor die Imaginationsarbeit beginnt, sich ausreichend emotional stabilisieren und zum Beispiel einen sicheren Ort visualisieren können, an den sie sich zwischen den Sitzungen in emotional belasteten Situationen zurückziehen können. Wenn die Patient*innen die Übungen mit dem imaginativen Überschreiben mit ihrem Smartphone aufgezeichnet haben, können sie die Übungen mit der Überschreibung zwischen den Sitzungen anhören, um den therapeutischen Effekt zu verstärken.

Es sollte mit den Patient*innen abgesprochen werden, dass Imaginationsübungen generell am besten wirken können, wenn die Imaginierenden die Augen während der Übung geschlossen halten. Ist dies für die Patient*innen nicht tolerierbar, können sie sich einen Fixpunkt auf dem Fußboden suchen und die Augen offen halten. Neigen die Patient*innen dazu, in emotional belastenden Situationen zu dissoziieren, ist es hilfreich, bei offenen Augen einen Fixpunkt weiter oben, zum Beispiel an der Wand oder auf ein Bild, auszusuchen. Hilfreich ist auch, wenn Therapeut*in und Patient*in die leicht gespannten Enden eines Schals in den Händen halten. Wenn die Patient*innen dissoziieren, lässt die Spannung nach und die Therapeut*innen können durch einen leichten Zug einen anti-dissoziativen Stimulus setzen oder weitere Maßnahmen unternehmen, um die Patient*innen wieder zurückzuholen.

4.3.3 Ablauf der Imagination

Beim imaginären Überschreiben wird aus einer Schema-Aktivierung heraus ohne weitere inhaltliche Diskussion in eine gezielte Wahrnehmung der Bilder und der damit verbundenen Emotionen bis hin zu körperlichen Aktivierungen gewechselt. Sind die Patient*innen gut mit ihren Emotionen im Kontakt, werden sie aufgefordert, sich in ihre Jugend- und Kindheitszeit zurücktreiben zu lassen, um die automatisch aufsteigenden Bilder wahrzunehmen. Auf diese Weise wird die Assoziationsfähigkeit der episodisch-bildhaften Verarbeitungsprozesse des Gehirns genutzt, um strukturähnliche Situationen aus der Biografie mit der aktuellen Auslösesituation zu verbinden. Die Emotionen der Patient*innen in der Kindheitssituation werden wahrgenommen und nach den *Bedürfnissen* des Kindes gefragt. Gegebenenfalls (besonders bei traumatisierten Patient*innen) kann die emotionale Aktivierung skaliert werden, sodass die emotionale Aktivierung im Toleranzfenster (Roediger & Valente, 2024) bleibt. Bei einer ausreichenden emotionalen Aktivierung wird der Prozess angehalten, wobei die Metapher des Videos oder Filmes, der mit einer Fernbedienung zuverlässig gestoppt werden kann, hilfreich ist.

Für den Rescripting-Teil der Imagination betreten in der ersten Phase Therapeut*in alleine, später Patient*in und Therapeut*in als erwachsene Personen, die sie heute sind, zusätzlich die Szene. Gegebenenfalls werden Hilfspersonen mitgebracht, sodass sich die Patient*innen sicher fühlen. In der zweiten Phase hilft es tatsächlich, auch körperlich aufzustehen, nebeneinander stehend auf die Stühle zu schauen (dabei aber die Augen geschlossen zu halten) und sich dort die Täterperson und das Kind – wie ein Film – vorzustellen. Dann werden die Patient*innen gefragt, welche Emotionen sie jetzt fühlen, wenn sie aus dieser Perspektive – quasi von außen – auf die Kindheitsszene schauen. Ziel ist, dass die in der Kindheitssituation blockierten *Selbstbehauptungstendenzen* in der Perspektive des heutigen Erwachsenen als Ressource aktiviert werden können, was sich in der Mobilisierung der Basisemotion Ärger zeigt. Sind die Patient*innen „wutfähig", können sie die Bezugspersonen zur Rechenschaft ziehen und wenn nötig entmachten. Gegebenenfalls können die Therapeut*innen aber auch sofort eingreifen, falls die Patient*innen außerstande sind, die Szene angemessen zu verändern.

„Was empfinden Sie jetzt als erwachsener Mensch, wenn Sie reinkommen und die Szene beobachten? (Wenn der*die Therapeut*in die Szene mit einigen klaren Worten beschreibt, steigert sich langsam die Wut.) *Was spüren Sie jetzt – im Körper?* (Der*die Patient*in muss zuerst die Wut fühlen und wird erst, nachdem er*sie diese Kraft erlebt hat, in der Lage sein, die Gegenspieler*in im Bild anzuklagen.) *Was möchten Sie mit der Kraft Ihrer Wut jetzt sagen oder tun?"* Nachdem die Widersacher*innen konfrontiert und entmachtet worden sind, erkundigt man sich zu-

nächst nach dem emotionalen Erleben der Patient*innen als Kind. Hierbei achten die Therapeut*innen sowohl auf das Kraftgefühl im Körper als auch auf die aktivierten Bewertungen. Nicht selten werden innere Kritikerstimmen aktiviert (*„Das kannst du mit deinen Eltern nicht machen, die haben es doch nur gut gemeint und nicht besser gekonnt!"*). Diese Bewertungen sollten nicht übergangen, sondern genau erfragt und als innere Kritiker (strafender Bewerter) benannt werden. Sie können dann in einer späteren Stunde mittels Stuhldialogen entmachtet werden. Idealerweise spüren die Patient*innen sich nach der Entmachtung kräftig und „im Recht". Dieses veränderte Körpergefühl soll im Sinne des Diskriminationslernens (Hartmann, Lande & Victor, 2015) bewusst wahrgenommen werden. Erst danach wird nach den Gefühlen für das Kind gefragt. Die Patient*innen sollten so etwas wie Mitgefühl empfinden und aus diesem Gefühl heraus folgende Fragen beantworten: *„Was möchten Sie dem Kind Tröstliches sagen und wie möchten Sie das Kind schützen und versorgen? Wie reagiert das Kind? Was braucht das Kind sonst noch?"* Und schließlich: *„Was fühlen Sie jetzt, nachdem Sie die Übung gemacht haben? Wie reagiert Ihr Körper? Wo spüren Sie die Veränderung körperlich?"* Falls kein Mitgefühl eintritt, ist wiederum nach blockierenden „Stimmen im Kopf" (innere Bewerter) zu fragen, wie zum Beispiel: *„Die Kleine ist doch selbst schuld!"* Auch diese werden als innere Kritiker benannt und in einer späteren Sitzung in Stuhldialogen weiter bearbeitet.

Anschließend wird nach dem emotionalen Erleben bis in den Körper hinein gefragt. Wichtig ist, dass die Patient*innen sowohl die Berechtigung als auch die Kraft fühlen, sich für das Kind einzusetzen. Bleiben die Patient*innen blockiert, stehen sie in der Regel unter dem Einfluss der bremsenden, inneren Bewerter (Kritiker), der jetzt erfragt werden sollte. Eine weitere Bearbeitung der inneren Kritiker ist allerdings in der nachfolgend beschriebenen Dialogübung auf mehreren Stühlen (Kap. 4.4) leichter.

Empfinden die Patient*innen beim Blick auf das Kind *Mitgefühl*, können sie nun die Versorgung des Kindes selbst durchführen und gegebenenfalls mit dem Kind an einen „sicheren Ort" gehen (Reddemann, 2001). Bleiben die Patient*innen blockiert, können jederzeit die Therapeut*innen modellhaft in die Rolle des gesunden Erwachsenen wechseln, was auf jeden Fall die Auflösung der imaginierten Situation im Rahmen der Therapiestunde ermöglicht. Dies gibt auch den Therapeut*innen Sicherheit, dass sie aktiv dazu beitragen können, dass die Sitzung „gut ausgeht". Dadurch kehren die Patient*innen in einem stabilisierten Zustand aus der Sitzung wieder zurück in ihren Alltag.

Bemerkenswerterweise geht die emotionale Anspannung erst nach der Versorgung des Kindes herunter, weil dann die Patient*innen wieder in eine entspannte, parasympathische, bindungsorientierte Grundstimmung kommen. Nach der

Entmachtung sind die Patient*innen noch im sympathisch-selbstbehauptungsorientierten Aktivierungszustand.

Im letzten Schritt setzen sich die Patient*innen wieder auf den ursprünglichen Stuhl, beschreiben, was aus ihrer Sicht passiert ist, und spüren (jetzt wieder „von innen") nach, wie sich ihr Gefühl dadurch verändert hat. Am Ende kann auch noch einmal mit dem veränderten Gefühl in die Ausgangssituation gegangen und imaginativ eine realistische Auflösung gesucht werden.

Die folgende Fallvignette (siehe Fallbeschreibung Kap. 1.1) zeigt beispielhaft das Umsetzen des imaginativen Überschreibens in der Therapiestunde.

Fallvignette Imagination Frau O.

Frau O. kommt in die Therapiestunde und berichtet von starken Schema-Aktivierungen nach einem Wochenendbesuch bei ihrer Mutter. Ihre Schwester habe sich heftig mit ihrer Mutter gestritten und sei von dieser abgewertet worden. Frau O. habe den Streit mitbekommen und versucht, ihre Schwester zu verteidigen, ihre Mutter habe sie aber einfach ignoriert. Die Patientin berichtet von Gefühlen der Ohnmacht, Wut und Scham. Die Therapeutin leitet eine Imaginationsübung ein und bittet Frau O., wieder den Film der Szene vom Wochenende vor deren innerem Auge abspielen zu lassen. Frau O. kann die Szene gut erleben und die Ohnmacht und Wut körperlich spüren. Die Therapeutin leitet Frau O. an, sich mit diesen Gefühlen in der Zeit zurücktreiben zu lassen und zu schauen, welche Bilder spontan dabei aufsteigen. Frau O. berichtet daraufhin von einer Kindheitsszene: „Ich bin ungefähr vier Jahre alt und habe mich mit meiner Schwester im Bad eingeschlossen. Vor der Tür streiten Mama und Papa lautstark. Papa tobt herum und brüllt meine Mama an. Er bedroht sie. Ich habe so Angst um meine Mama, weiß nicht, was ich tun soll (Ohnmacht). Meine Schwester kauert neben mir auf dem Badezimmerboden." Die Therapeutin betritt zusammen mit der großen Maria (Gesunder Erwachsenenmodus der Patientin) durch eine imaginäre Öffnung in der Wand das Badezimmer. Beide setzen sich zuerst zu der kleinen Maria und ihrer Schwester auf den Boden, draußen vor der Badezimmertür brüllen sich die Eltern weiter an, es ist nun auch bedrohliches Poltern gegen die Badezimmertüre hörbar. Die kleine Maria ist panisch vor Angst und zittert. Die Therapeutin leitet die Patientin nun an, die Szene anzuhalten wie beim Videoschauen mit dem Drücken der Pausentaste, um Zeit zu gewinnen, die Stärke der großen Maria (GE-Modus) zu testen und der kleinen Maria die nächsten Schritte zu erklären. Schnell wird im Dialog klar, dass die große Maria auch Angst hat und sich hilflos fühlt, daher übernimmt die Therapeutin selbst modellhaft die Versorgung der kleinen Maria.

Es beginnt der Rescripting-Teil, in dem folgende Änderungen der Szene vorgenommen werden: Die streitenden Eltern werden von Polizeibeamt*innen getrennt, der Vater kommt in die „Iso-Zelle" der Polizeidienststelle, bis er sich wieder beruhigt hat, danach zu einem Gespräch zum Thema „Bedrohliches Verhalten und Gewalt innerhalb der Ehe" beim Jugendamt. Die Mutter erhält psychologische Begleitung durch eine imaginäre Therapeutin und wird von dieser ebenfalls zum Jugendamt begleitet, wo Vater und Mutter noch ein Training zur „gewaltfreien Kommunikation" erhalten. Beide werden explizit darauf hingewiesen, dass derartiges Streiten vor den Kindern schlechtes Elternverhalten ist und der psychischen Gesundheit der Kinder schadet. Die kleine Maria und ihre Schwester verlassen mit der großen Maria und der

Therapeutin die Szene und gehen zuerst zu der Oma der Patientin, die diese als warm und fürsorglich beschreibt. Dort trinken alle zusammen eine heiße Schokolade. Nachdem die Patientin sich sicher und ruhiger fühlt, verabschiedet sich die Therapeutin aus der Szene. Die Oma liest dann der kleinen Maria und ihrer Schwester noch eine Geschichte vor, während die große Maria die Kleine dabei tröstend auf den Schoß genommen hat. Ihre geäußerten Sorgen um das Wohlergehen der Mutter werden ernst genommen und erneut besprochen, dass die Mutter nun auch langfristig psychologische Hilfe und Unterstützung erhalte und die Patientin mit ihrer Schwester bei der warmen, fürsorglichen Oma wohnen bleiben kann. Die Patientin fühlt sich nun warm, sicher und geborgen. Die Therapeutin leitet die Patientin an, mit diesem neuen Erleben zurück in die Gegenwartsszene zu wechseln und zu schauen, was sie von dem veränderten emotionalen Standpunkt aus in der Ausgangsszene verändern möchte. Die emotionale Ausgangssituation kann dann gegebenenfalls noch umgeschrieben werden, sodass die Patientin im Kindmodus dort auch bekommt, was sie braucht (Grundbedürfnisbefriedigung). Die Mutter der Patientin wird in ihren Beschimpfungen der Schwester gestoppt, zurechtgewiesen und auf ihr Fehlverhalten aufmerksam gemacht. Dies übernimmt diesmal die Patientin als große Maria selbst mit Unterstützung der Therapeutin. Dann verlässt die große Maria mit der kleinen Maria die Wohnung und erfüllt die Grundbedürfniswünsche der kleinen Maria erfolgreich.

Merke: In der Imagination geht es nicht darum, die „Verantwortlichen" (meist die Bezugspersonen) zu überzeugen oder zu verändern, sie müssen nur kraftvoll und effektiv in ihrem dysfunktionalen Verhalten gestoppt werden. Für die funktionale Auflösung der Situation sind zunächst die Therapeut*innen und später die Patient*innen im gesunden Erwachsenenmodus selbst zuständig. Wichtig ist, dass die Patient*innen aus der Perspektive des gesunden Erwachsenen das Verhalten angemessen neu bewerten und sich davon distanzieren können. Die verbale Zurechtweisung und der Hinweis, dass dies schlechtes, inakzeptables Elternverhalten ist, geschieht vor allem für die Ohren von Patient*innen im Kindmodus, um deren Bedürfnis nach Schutz zu erfüllen und um deren Bereitschaft zu erhöhen, sich selbst fortan aus dem gesunden Erwachsenenmodus heraus für die Bedürfnisse ihrer Kindseite einzusetzen.

Über die Frage, was *Reparenting* in der Schematherapie bedeutet, hat es einige Missverständnisse gegeben. Die Grundannahme ist, dass Menschen, die hinsichtlich elterlicher Fürsorge Defizite aufweisen, positive elterliche Fürsorge erleben müssen, bevor sie lernen können, diese Aufgabe selbst zu übernehmen. Autonomie ist das Ziel der Schematherapie, weshalb der anfängliche Fokus auf „Limited Reparenting" durch die Therapeut*innen schließlich durch den entwickelten und gestärkten Modus des gesunden Erwachsenen ersetzt wird und das Individuum diese Funktion übernimmt (Farrell & Shaw, 2013). Viele Menschen mit Persönlichkeitsproblemen haben nie erfahren, wie es ist, angemessen versorgt zu werden. Daher leben die Therapeut*innen zunächst eine gute Mutter oder einen guten Vater modellhaft vor, bis die Patient*innen in der Lage sind „zu übernehmen". Wenn die Patient*innen „wutfähig" sind, das heißt, die Selbstbehauptungskraft der Patient*innen groß genug ist, können sie die Entmachtung in der Imagination selbst durchführen. Therapeut*in und Patient*in können von Fall zu Fall entscheiden, wer das Rescripting macht, und sich auch während des Prozesses abwechseln, sozusagen ein Team bilden. So können die Therapeut*innen zum Beispiel etwas vormachen, die Patient*innen machen es mit ihren Worten nach, prüfen, wie sie sich dabei fühlen, die Therapeut*innen können weitere Vorschläge machen etc. Das Ganze wird gewissermaßen zum „Co-Parenting", wenn die Therapeut*innen zusammen mit dem Modus des gesunden Erwachsenen der Patient*innen dem Kindmodus nachträglich elterliche Fürsorge zukommen lassen, und zwar so lange, bis der gesunde Erwachsenenmodus autonom funktioniert.

Die entscheidende Frage in der Imagination und auch in der Stühlearbeit lautet stets: Was braucht das Kind, das heißt, welches Grundbedürfnis gilt es zu befriedigen? In der Regel ist es gut, wenn Therapeut*in und Patient*in Seite an Seite stehend die Szene betreten. Die Therapeut*innen intervenieren zuerst und fragen dann die Patient*innen, was sie bei der Beobachtung fühlen. Was möchte die Person erreichen? Manchmal ist es notwendig, eine Zeitlang „stehend" am Rand der Szene zu verweilen und sie aus der Perspektive einer dritten Person zu beobachten, damit die Patient*innen ausreichend Zeit haben, ihre Basisemotion wahrzunehmen (etwa konstruktive Wut). Sind sie mit der therapeutischen Intervention grundsätzlich einverstanden, erfolgt der „Stabwechsel", das heißt, die Patient*innen übernehmen und werden von den Therapeut*innen unterstützt. Die Patient*innen werden aufgefordert, die Sequenz mit eigenen Worten zu wiederholen und die bedeutsame Bezugsperson direkt anzusprechen. Bitte lassen Sie die Patient*innen kein Rescripting selbst versuchen, sofern sie ihre Wut nicht als stärkend empfinden und in den gesunden Erwachsenen kommen können, weil eine imaginäre Konfrontation mit dem missbrauchenden Menschen sonst fehlschlagen könnte. Fühlen sich Patient*innen zu sehr unterlegen, kann man sie in einem ersten Schritt auf eine Größe von ca. 2,50 Meter „aufblasen", damit sie auf den „Täter" bzw. die „Täterin" herabschauen können (wie sie im ersten Teil der Imaginationsübung auf das Kind herabgeschaut haben). Verharren Patient*innen dennoch in der Unterwerfung, sollen sie in der kindlichen Perspektive bleiben dürfen und die Therapeut*innen beim Rescripting beobachten. Dieses Vorgehen ist bei schwer traumatisierten Patient*innen bzw. mit schwach ausgebildetem Erwachsenenmodus angezeigt.

4.3.4 Typische Überschreibungsszenen in der Imagination

Die folgende Beschreibung (angelehnt an Jacob & Arntz, 2015) gibt inhaltliche Hinweise und Anregungen zu einem Rescripting-Vorgehen bei Themen, die sich in der Imaginationsarbeit immer wieder zeigen.

- *Schwere Gewalt*, zum Beispiel bei physischen Missbrauch durch sadistische Täter*innen: Mittel der Wahl ist das bedingungslose Stoppen der Täter*innen um jeden Preis, das heißt Einbezug von mächtigen Hilfspersonen wie Schutzpolizist*innen, Actionheld*innen, Phantasiemonster, um die Täter*innen zu stoppen, sie zu entmachten, gefangen zu nehmen, gegebenenfalls zu töten; Schutz des Kindes durch Herausnahme aus der Tatsituation durch eine Ressourcenperson oder Therapeut*in, dann imaginative Befriedigung weiterer emotionaler Grundbedürfnisse des Kindes wie Bindung oder Spiel.
- *Scham und sexualisierte Gewalt:* Unschädlichmachen und verbale Entmachtung von Täter*innen vor den Augen/Ohren des Kindes, wenn nötig mit mächtigen Helfer*innen wie Polizist*innen. Öffentliches Anprangern der Täter*innen und volle Verantwortungsübergabe an diese und die Bezugspersonen zur emotionalen Entlastung des Kindes. Die Schuld wird dadurch auf die Täter*innen attribuiert.
- *Missbrauch durch Eltern durch deren psychische Störung:* Versorgung des psychisch kranken Elternteils durch angemessene psychiatrische Hilfe, zum Beispiel Einweisung in eine Klinik; Etablierung eines neuen Elternteils zu Hause für das Kind, zum Beispiel durch eine ideale Adoptionsfamilie oder die imaginative Adoption des Kindes durch den*die Therapeut*in.
- *Ausgeschlossen-Sein*, zum Beispiel durch Gleichaltrige oder im Schulklassenverbund: verbale Konfrontation der Peers und Zurückweisung dieser, dann Unterstützung der Patient*innen bei der Kontaktaufnahme zu Gleichaltrigen und gemeinsame Aktivitäten mit Peers.
- *Mobbing und Spott*: Stoppen der Täter*innen und verbale Konfrontation durch Verweisen auf ihre eigenen Schwächen, unterstützend können dabei zum Beispiel Actionheld*innen oder andere Phantasiefiguren zum Einsatz kommen.
- *Schuldgefühle bei dem Kind,* zum Beispiel weil es sich für das Leiden eines Elternteils verantwortlich fühlt: verständnisvolle Konfrontation des Elternteils mit der Überforderung des Kindes durch diese nicht kindgerechten Aufgaben; Suche nach adäquater Unterstützung für den schwachen Elternteil, danach Erfüllung der emotionalen Grundbedürfnisse des Kindes nach Bindung, Emotionsausdruck und Spiel.

- *Emotionale Deprivation,* zum Beispiel weil ein chronisch krankes Geschwisterkind alle Aufmerksamkeit und Zuwendung erhielt; Betonung der Wichtigkeit der Patient*innen und ihrer Bedürfnisse und Erfüllung dieser durch eine Ressourcenperson (eigener gesunder Erwachsenenmodus, andere Hilfsperson, Therapeut*in).

4.3.5 Hilfreiche Techniken für die Imaginationsarbeit

Diese umfassen:

- Einstieg über *bekannte Erinnerungen: „Frau R., Sie haben von frühen Verletzungen gesprochen und jetzt geht es darum, einige davon zu heilen. In der ersten Sitzung habe ich nach Ihrer Familiengeschichte gefragt und Sie haben erzählt, dass Ihre Mutter unter starken Depressionen litt und oft tagelang nicht aufgestanden sei. Sie waren dann als Kind auf sich allein gestellt. Können Sie jetzt bitte einmal die Augen schließen und das Bild dieser Szene vor Ihren Augen entstehen lassen?" Frau R.: „Ja, als sei es gestern gewesen." Therapeut: „Sind Sie jetzt wieder in dieser Situation und haben die Szene bildlich vor Augen?"*
- Mit der *Affektbrücke* aus der aktuellen Situation heraus arbeiten: *„Frau R., ich merke gerade, dass Sie verstimmt sind. Können Sie bitte die Augen schließen und mir sagen, was jetzt in Ihnen vorgeht?" Frau R.: „Ich fühle mich traurig und einsam." Therapeut: „Wenn Sie sich so traurig und einsam fühlen, können Sie bitte ganz mit diesem Gefühl in Kontakt gehen und sich in Ihre Jugend- und Kindheitszeit zurücktreiben lassen? Welches Bild kommt dabei hoch?"*
- Mit der *somatischen Brücke* arbeiten: *„Wo spüren Sie die Anspannung? Ja, ich meine wo im Körper?" Frau R.: „Ich spüre, wie mir richtig eng ist in der Brust." Therapeut: „Können Sie ganz in dieses Körpergefühl hineingehen und sich zurücktreiben lassen in der Zeit zu einer Szene der Kindheit oder Jugend, in der Sie das gleiche Gefühl hatten? Welches Bild kommt dabei hoch?"* (float back technique)
- *Emotionales Erleben intensivieren:* Man kann den Vorgang mit etwa folgenden Worten intensivieren: *„Wenn Sie eine Videokamera hätten, was wäre gefilmt worden? Beschreiben Sie die Szene möglichst genau. Woran erinnern Sie sich? Beteiligen Sie alle fünf Sinne. Fangen Sie mit einem Bild an und beschreiben Sie es in der Gegenwartsform. Dann kommt langsam Bewegung ins Bild, wie in einem Film."*
- *Film anhalten/Pausentaste drücken: „Jetzt steht alles still. Sie halten die Fernbedienung in der Hand. Es geht erst weiter, wenn Sie die Starttaste drücken. Sie haben*

alles unter Kontrolle. Was fühlt das Kind? Was würde dem Kind guttun? (Wechsel aus der Ich-Perspektive in die 3. Person reduziert die emotionale Anspannung; vgl. Holmes, Coughtrey & Connor, 2008.) *Können Sie sich nun vorstellen, wie Sie die Szene betreten, und zwar als erwachsener Mensch, der Sie jetzt sind?"*

4.3.6 Entmachten in der Imagination

Es empfiehlt sich, mit der konstruktiven Wut der Patient*innen zu arbeiten. Sie ist Ausdruck der gesunden Selbstbehauptungskraft, die Veränderungen bewirken kann. Manchmal bleibt eine Person allerdings im Modus des ängstlichen Kindes stecken. Es gibt Mittel und Wege, diesen Zustand zu verändern, etwa indem die Patient*innen aufgefordert werden, die Szene als gesunder erwachsener Mensch zu betreten (Perspektivwechsel), kompetente Freund*innen dazuzuholen (Extensionstechnik) oder das Kind durch ein anderes, geliebtes Kind – idealerweise ein eigenes – zu ersetzen (Substitutionstechnik; Roediger, 2016). Die beiden Letzteren werden im Folgenden dargestellt.

Extension und Substitution stellen zwei gute Möglichkeiten dar, das weitere Vorgehen zu gestalten.

Entmachten mithilfe der Extensionstechnik

Die Therapeut*innen fordern die Patient*innen auf, sich in eine andere Person (zum Beispiel den besten Freund) hineinzuversetzen und die Szene aus einer anderen Warte zu betrachten. Der Perspektivwechsel kann zu einem Wechsel des mentalen Aktivierungszustandes und der Freisetzung entsprechender Ressourcen führen. Es gibt allerdings Patient*innen, die aufgrund ihrer starken Interaktionsschwierigkeiten vielleicht keinen besten Freund und keine beste Freundin haben oder nur Freund*innen, die selbst nicht über eine gesunde, erwachsene Ressource verfügen. In solchen Fällen kann die Technik auf Märchengestalten, Filmheld*innen oder ähnliche, für die Patient*innen emotional bedeutsame Figuren ausgeweitet werden.

Entmachten mithilfe der Substitutionstechnik

Das imaginierte Kind wird durch ein bekanntes, reales Kind ersetzt, idealerweise durch den Sohn oder die Tochter der jeweiligen Patient*innen. Dies setzt oft Ressourcen frei, die Patient*innen sich selbst gegenüber noch nicht griffbereit haben. Man fragt zum Beispiel: *„Wenn Sie sehen, wie Ihre Tochter in der Imagination so schlecht behandelt wird, was fühlen Sie dabei? Und was möchten Sie tun, um Ihre*

Tochter zu schützen?" Das wird fast immer stellvertretende Wut auslösen. Die Vorstellung aktiviert die biologisch angelegte Schutzreaktion und Empathie für den eigenen Nachwuchs. Haben Patient*innen keine eigenen Kinder, kann auf ein Kind aus der Verwandtschaft oder aus dem Freundeskreis zurückgegriffen werden, zu dem die Patient*innen ein positives Gefühl haben. Es kann auch ein geliebtes Haustier sein.

Sollte die Freisetzung konstruktiver Wut (Greenberg, 2002) misslingen, wird die Person im „Kerker der Unterwerfung" gefangen bleiben. Das ist der Grund, weshalb wir uns ausgiebig diesem Verfahren widmen und die Person darin bestärken, ihre adaptive Wut unter Kontrolle des gesunden Erwachsenenmodus zur Selbstbehauptung einzusetzen.

Ferner sollen Patient*innen bei der Imagination nicht für das Wohl ihrer wichtigen Bezugspersonen verantwortlich gemacht werden. Viele Patient*innen sind „parentifizierte Kinder" gewesen. Beim Rescripting ziehen wir es vor, die Verantwortung an die Eltern explizit abzugeben, sie zum Beispiel in professionelle Betreuung zu geben (zum Beispiel eine depressive Mutter in die Psychiatrie, drogenabhängige Eltern in einen stationären Entzug, die missbrauchende Person ins Gefängnis schicken). Die Rolle des gesunden Erwachsenenmodus besteht nicht darin, andere Erwachsene zu versorgen und zu schützen, sondern ausschließlich das Kind! Erscheint der Täter oder die Täterin zu übermächtig, werden Polizei oder Militär in die Imagination einbezogen, um die Überlegenheit der aus Therapeut*in und Patient*in bestehenden „Task Force" zu garantieren.

4.3.7 Für das Kind sorgen in der Imagination

Nach der Entmachtung der Täter*innen folgt in der Imaginationsarbeit immer das Versorgen der kindlichen Bedürfnisse der Patient*innen. Fragen Sie die Patient*innen im Verlauf der Sitzung, wie sie sich im Körper, vorzugsweise im Brust- und Bauchbereich, fühlen. Das wird zu den Kindmodi führen. Wenn Patient*innen offensichtlich zögern oder zweifeln, sind vermutlich noch Spuren von inneren Bewertern aktiv. Es ist ein gutes Zeichen, wenn nach dem Rescripting die Veränderung deutlich empfunden wird (veränderte Körpergefühle). Das „überschriebene" innere Bild löst möglicherweise ein gutes Gefühl aus und wird als „richtig und stark" beschrieben. Schmucker und Köster (2014) empfehlen, die Entmachtung der „Täter*innen" in Anwesenheit des Kindmodus/der Kindmodi durchzuführen. Das verletzbare Kind sollte den Prozess der Entmachtung aus einer sicheren Position heraus beobachten und mithören können, damit es Vertrauen zum Modus des gesunden Erwachsenen fasst (und, einmal mehr, zum*zur Therapeut*in).

Vergessen Sie nicht, dass sich viele Patient*innen mit den internalisierten Bildern wichtiger Bezugspersonen identifizieren. Die Neubewertung im Zuge der Imaginationsübung schwächt diese Identifikation und stärkt das Vertrauen in den eigenen Modus des gesunden Erwachsenen, um sich nicht länger den internalisierten Eltern unterwerfen zu müssen. Häufig tauchen bei der Entmachtung kritische Gedanken in den Patient*innen auf, wie z. B.: „Das ist undankbar von dir, so mit denen zu sprechen. Sie haben doch so viel für dich getan und es nicht besser gewusst." Auch hier bewährt es sich, konsequent zwischen den „Stimmen im Kopf" (Bewerter) und den komplexen, realen Elternbildern zu trennen, zu denen die Patient*innen häufig ein ambivalentes Verhältnis haben. Die kritischen Bewerterstimmen blockieren aber den Prozess. Daher ist es wichtig, sie zu identifizieren, aufzuschreiben und in einer späteren Sitzung in Stühledialogen zu entmachten.

Das menschliche Gedächtnis ist bemerkenswert plastisch, die Technik des Imagery Rescriptings kann eine zuvor als überwältigend empfundene Erinnerung tatsächlich schwächen. Imagery Rescripting will nicht die Geschichte verändern. Wir möchten die mit dem Erlebnis verbundenen Emotionen und Bewertungen verändern (zum Beispiel: „Du kannst nichts machen und bist ohnmächtig ausgeliefert, dich mag niemand"), nicht die Erinnerung selbst. In dieser Phase geht es einzig und allein um die Erfüllung der psychologischen Bedürfnisse des Kindes in der jeweiligen Situation.

Ein wichtiges Ziel besteht darin, die Situation mit den Augen einer gesunden erwachsenen Person neu zu bewerten und dann für das Kind zu sorgen. Diese fundamental andere Sinngebung der alten Szene setzt Ressourcen frei. Jetzt ist es möglich, in der Gegenwart eine neu bewertete Geschichte zu schreiben, anstatt mit der Vergangenheit zu hadern und an ihr zu leiden.

Merke: Wir müssen unsere Patient*innen nicht unbedingt ermuntern, ausführlich über frühere Erfahrungen und Ereignisse zu sprechen. Es geht in der Imagination nicht wie in einer klassischen Exposition (Foa & Kozak, 1986) darum, die Situation noch einmal ganz durchzugehen. Es reicht, die Schemata kurz zu aktivieren, wahrzunehmen, die Gefühle in diesen Kontext zu stellen, die Situation neu zu bewerten und eine erwachsenengemäße Auflösung einzuschreiben, damit die Patient*innen frei sind, im Heute für die Erfüllung ihrer psychologischen Bedürfnisse zu kämpfen.

4.3.8 Leitfaden für die Imagination mit imaginativem Überschreiben

Die wesentlichen Punkte seien hier zusammengefasst:

- Aktuelle Auslösesituation wird von den Patient*innen in allen Sinnesqualitäten mit geschlossenen Augen visualisiert mit dem Fokus auf ausgelöste Gefühle und deren körperliches Korrelat.
- Mit dem Fokus auf dem emotionalen Erleben leiten die Therapeut*innen das „float back" in die Kindheit und Jugend der Patient*innen an: schauen, welches Bild/Szene dazu spontan aufsteigt.
- Visualisieren der assoziierten Kindheitsszene bis zu dem Punkt einer moderaten Emotionsaktivierung; dann Anschauen des Bildes in allen Sinnesqualitäten mit dem Fokus auf den Gefühlen in dieser Kindheitssituation und den emotionalen Grundbedürfnissen: Was braucht das Kind in dieser Situation? Wonach sehnt es sich?
- Rescripting-Teil: Patient*in und/oder Therapeut*in betreten als Erwachsene von heute die Szene. Diese Szene wird so überschrieben (rescripted), dass die Grundbedürfnisse des Kindes erfüllt und die verantwortlichen Bezugspersonen gestoppt, zurechtgewiesen und entmachtet werden. Dann Versorgung der emotionalen Bedürfnisse des Kindes, die nach der Entmachtung noch offen sind, zum Beispiel das Bindungsbedürfnis und das Bedürfnis nach Spiel. Die Patient*innen befragen, wie sie das Rescripting erlebt haben und wie sie sich jetzt fühlen.
- Zum Abschluss optional noch mal der Wechsel mit dem veränderten emotionalen Erleben zurück in die aktuelle Auslösesituation. Die Auslösesituation wird zur Probebühne für neue Verhaltensansätze der Patient*innen mit dem veränderten Erleben: Wie möchte ich mein Verhalten nun abändern? Was verändert sich möglicherweise dadurch bei den sonst noch Beteiligten? Wie fühlt sich das veränderte Ergebnis emotional und körperlich an? Dies kann dann in Rollenspielen geübt werden.

4.4 Modusdialoge auf mehreren Stühlen

Während die Imaginationsübungen biografische, *interpersonale* Problemsituationen aktivieren, arbeiten die *Modusdialoge auf mehreren Stühlen* auf der gegenwärtigen „inneren Bewusstseinsbühne" der Patient*innen. Sie dienen dazu, das zunächst ichsyntone Erleben der Patient*innen als Ergebnis dynamischer, *intrapsychischer* Wechselwirkungen zwischen verschiedenen Modi durchschaubar und damit veränderbar zu machen.

4.4.1 Ablauf der Stuhldialoge mit drei oder vier Stühlen

In der Stühleübung erhält jeder zu bearbeitende Modus einen eigenen Stuhl. In den klassischen Stühledialogen benötigt man einen Kindmodus-Stuhl, einen Stuhl für die inneren Bewerter, einen Stuhl für den gesunden Erwachsenenmodus und eventuell einen Stuhl für einen zunächst präsenten, maladaptiven Bewältigungsmodus. Die Patient*innen kommen meist in einem Bewältigungsmodus in die Therapiesitzung. Lassen Therapeut*innen die Patient*innen in diesem Modus unbenannt verharren, werden Gespräche mit dem Bewältigungsmodus diesen nur stabilisieren. Die Therapeut*innen versuchen daher, Kontakt zu den zunächst noch verborgenen Kindmodi und inneren Bewertern herzustellen, indem sie den Bewältigungsmodus benennen und nach seinen Motiven befragen *(„Wie lange gibt es dich, wofür bist du da, was verhinderst du, was sind die Vor- und Nachteile, unter welchen Bedingungen wärst du bereit, für eine begrenzte Zeit zur Seite zu treten"?).* Für die Patient*innen ist es entlastend und wertschätzend, wenn auch der funktionale Aspekt des Bewältigungsverhaltens anerkannt wird und sie nach der Therapiestunde wieder das alte Bewältigungsverhalten einsetzen können, bis sie in der Therapie gesündere Lösungen erlernt haben. Ist der maladaptive Bewältigungsmodus herausgearbeitet, wird er von den Therapeut*innen gebeten, für den Moment der Stühleübung „zur Seite zu treten". Der Stuhl für den maladaptiven Bewältigungsmodus wird dann so weit aus der Stuhlszene herausgeschoben, wie es für die Patient*innen akzeptabel ist. Die Therapeut*innen erfragen die in dem Bewältigungsverhalten wirkenden „Stimmen" der inneren Bewerter und die basalen Emotionen der Kindmodi und setzen beide auf eigene Stühle. So wird das Modusmodell der Patient*innen aus Abbildung 3 im äußeren Raum sichtbar.

Ziel der Stuhldialoge ist es, im Sinne des in Kapitel 4.1 beschriebenen Modells von der „vorderen Bühne" (maladaptive Bewältigungsmodi) zu den *Motiven* auf der „hinteren Bühne" (Kindmodus und innere Bewerter) vorzudringen. Die im Bewältigungsmodus enthaltenen, impliziten Bewertungen der strafenden oder fordernden Bewerter werden von den Therapeut*innen erfragt, zum Beispiel: *„Ich muss funktionieren, ich darf keine Fehler machen. Wenn ich Gefühle zeige, werde ich verletzt."* Im nächsten Schritt werden diese ich-syntonen Sätze aus der ersten

Person-Perspektive auf einen eigenen Stuhl herausgesetzt und in die zweite Person-Perspektive übersetzt und dadurch ein Stück ich-dystoner, also zum Beispiel: *„Du musst perfekt sein, du musst durchhalten. Wenn du Gefühle zeigst, wirst du verletzt."* Diese Botschaften sitzen nun auf dem Stuhl der inneren Bewerter. Dann setzen sich die Patient*innen auf diesen Stuhl (wir daneben) und sprechen die Sätze in direkter Rede zu dem gegenüber aufgestellten Stuhl für den Kindmodus. Anschließend wechseln die Patient*innen auf den Stuhl für den Kindmodus, die Therapeut*innen setzen sich nun auf dieser Seite neben die Patient*innen auf Augenhöhe und fragen: *„Wie fühlst du dich, wenn die so mit dir sprechen?"* (die Patient*innen werden hier gezielt geduzt, um den Kindmodus möglichst kindgerecht anzusprechen). Ziel ist, auf dem Kindmodus-Stuhl die induzierten *Basisemotionen* zu spüren und zu verbalisieren. Gelingt es den Patient*innen, auf dem Kindmodus-Stuhl ein Gefühl oder eine Körperreaktion wahrzunehmen, werden die Patient*innen gefragt, was sie in diesem Gefühl brauchen, um sie mit ihren *Grundbedürfnissen* wieder in Kontakt zu bringen.

Im zweiten Teil der Übung können sich Patient*in und Therapeut*in nebeneinander stellen und so ein „Beratungsteam" bilden. Ziel ist es nun, in eine gesunde erwachsene Haltung zu kommen. Patient*in und Therapeut*in betrachten jetzt die Konstellation – ähnlich wie beim Rescripting in der Imaginationsübung – quasi „von oben", um durch diesen äußeren Perspektivwechsel den inneren Perspektivwechsel in den GE-Modus physisch zu unterstützen. Die meisten Patient*innen stehen gern neben ihren Therapeut*innen, weil sich dabei das Gefühl einer funktionierenden Arbeitsallianz und eine angenehme Distanz zu den Gefühlen auf der Stuhl- bzw. Prozessebene einstellen. Aus dieser Haltung können verschiedene Außenperspektiven herangezogen werden, um die Situation aus dem Blickwinkel eines gesunden Erwachsenen zu betrachten und entsprechende Lösungsmöglichkeiten zu finden. Es ist aber natürlich auch möglich, auf einem weiteren Stuhl die gesunde erwachsene Perspektive im Sitzen zu erarbeiten. So können die Patient*innen zum Beispiel gefragt werden, wie die beste Freundin oder der beste Freund die Situation beurteilen und auflösen würden (Extensionstechnik) oder wie sie reagieren würden, wenn ihr leibliches Kind auf dem Kind-Stuhl säße (Substitutionstechnik). Der Rückgriff auf solche bereits angelegten Lösungen geht bedeutend leichter, als neue Lösungen zu erarbeiten (Beschreibung von hilfreichen Techniken siehe Abschnitt 4.3.5). Dieses Vorgehen ist typisch für die Ansätze der sogenannten dritten Welle der Verhaltenstherapie.

Nun kann man die Patient*innen fragen, was sie empfinden, wenn sie beobachten, wie die Bewerterstimmen die verletzbare Seite mit solch negativen Botschaften quälen. Es ist durchaus gewollt, dass an dieser Stelle die Patient*innen sich dort ein kleines Kind vorstellen, weil dies das Mitgefühl bzw. „Versorgersystem" in ihnen stärker aktiviert. Das setzt idealerweise gesunde Wut zur Verteidigung der eigenen verletzbaren Seite frei. Die Therapeut*innen validieren diese Wut und können neben dem Stuhl des verletzbaren Kindes einen weiteren Stuhl aufstellen, der die eigene ärgerliche emotionale Seite repräsentiert, damit beide Pole des kindlichen Gefühlsspektrums von je einem Stuhl repräsentiert sind. Das fördert eine präzise mentale Repräsentation beider Pole. Dann werden die Patient*innen ermuntert, ihr Durchsetzungsvermögen zu mobilisieren und für die Bedürfnisse und Rechte des Kindes kraftvoll einzutreten, so wie sie das für ihr eigenes Kind tun würden. Dies geschieht am leichtesten weiterhin im Stehen. Erst werden – analog dem Vorgehen in der Imaginationsübung – die inneren Bewerter entmachtet und dann die beiden Kindmodi (ängstlich und ärgerlich) versorgt. In den Stühledialogen können die strafenden und fordernden Bewerter zum Beispiel symbolisch entmachtet werden, indem dieser Stuhl verbal mit seinem Unrecht konfrontiert und „vor die Tür" des Therapiezimmers gestellt wird. Dabei ist es immer der Modus des gesunden Erwachsenen, der für das Kind handelt, nie das Kind selbst! Der Erwachsene ist mit den Emotionen der Kindmodi verbunden, die den Vorgang schüren und verstärken. Die Handlung kommt jedoch vom Erwachsenenmodus. Der GE-Modus integriert also die Emotionen und bewirkt, dass die Person ausgewogen handeln kann. Im weiteren Verlauf werden die neuen Lösungen in Form von inneren Dialogen zwischen zwei Stühlen (zum Beispiel gesundem Erwachsenen und Kindmodus) bzw. Rollenspielen mit realen Beziehungspartner*innen eingeübt, um den Transfer in den Alltag vorzubereiten.

Stühledialoge sind eine gute Möglichkeit mit inneren Bewertern weiterzuarbeiten, die in einer Imaginationsübung aufgetaucht sind. Die Botschaften der inneren Bewerter können auf einen Stuhl herausgesetzt werden, sodass die Entmachtung und Neubewertung sehr viel realistischer abläuft. Wechselnde Perspektiven durch einen Wechsel der Stühle fördern eine Re-Externalisierung der inneren Bewerter. Dieser Prozess ist wesentlich einprägsamer als ein rein kognitives Verfahren, weil durch die emotionale Aktivierung mehr Hirnregionen und Prozesse beteiligt sind und umfassendere Lösungsmuster aufgebaut werden.

> **Merke:** Wie auch in den imaginativen Übungen ist der emotional angestrebte Prozess der Stühledialoge in der Schematherapie vorgeformt: Der dysfunktionale Bewerter soll entmachtet, der Kindmodus in seinen emotionalen Grundbedürfnissen versorgt und der gesunde Erwachsenenmodus aufgebaut und trainiert werden. Dabei richtet sich der Prozess nach der Stärke des gesunden Erwachsenenmodus. Je schwächer dieser ist, desto mehr werden die Therapeut*innen in der ersten Therapiehälfte selbst die Aufgaben des gesunden Erwachsenenmodus modellhaft übernehmen. In der zweiten Therapiehälfte gehen dann zunehmend die Patient*innen in die aktive Rolle des gesunden Erwachsenenmodus.

4.4.2 Zentrale Schritte in den Stuhldialogen mit mehreren Stühlen

Sie beinhalten:

1) Vordergründige, maladaptive *Bewältigungsmodi* wahrnehmen, benennen, auf einen Stuhl setzen und „zur Seite stellen".
2) *Strafende oder fordernde Bewerter* herausarbeiten, mit ihrem Unrecht konfrontieren und entmachten, zum Beispiel durch „Hinauswerfen" des Stuhles vor die Tür. Diese Aufgabe übernehmen die Therapeut*innen oder die Patient*innen im gesunden Erwachsenenmodus.
3) Kontakt zu den *basalen Emotionen* der Patient*innen auf dem *Kind-Stuhl* herstellen und Versorgen der emotionalen Grundbedürfnisse der Patient*innen im Kindmodus. Diese Aufgabe übernehmen die Therapeut*innen oder die Patient*innen im gesunden Erwachsenenmodus.

4.4.3 Zweistuhldialog

Ein effektives und einfaches Stuhlformat, besonders in der Phase der Verhaltensänderung, stellt die Zweistuhlübung dar. Dabei handelt es sich um einen Zweistuhldialog zwischen zwei beliebigen Modi. Für jeden Modus wird ein Stuhl aufgestellt, häufig zum Beispiel der Dialog zwischen dem strafenden Bewerter und dem gesunden Erwachsenenmodus der Patient*innen, in dem der GE-Modus den Bewerter verbal begrenzt und entmachtet. Auch ein Zweistuhldialog zwischen einem maladaptiven Bewältigungsmodus und dem GE-Modus ist sehr hilfreich, zum Beispiel um die mittel- und langfristigen Konsequenzen des maladaptiven Bewältigungsmodus herauszuarbeiten. Hierbei kann der GE-Modus zu Beginn auch von den Therapeut*innen gespielt werden, die den Bewältigungsmodus explorieren und begrenzen. Im weiteren Verlauf sollten die Patient*innen immer mehr selbst auf den Stuhl des gesunden Erwachsenen gehen, um diesen zu trainieren (Übungsanleitung siehe Abschnitt 4.6.3).

4.4.4 Entmachten der inneren Bewerter in den Stuhldialogen

Entmachten der inneren Bewerter bedeutet in den Stühledialogen, die Bewerter hart mit deren Schuldigkeit, Unrecht und Lügen zu konfrontieren und eine klare

Gegenposition zu diesen verinnerlichten, toxischen Botschaften aus der Vergangenheit einzunehmen. Dabei geht es weniger um den eigentlichen Inhalt, sondern vor allem um die Auswirkungen auf die Patient*innen bzw. den Kindmodus (vgl. finale Orientierung; Roediger & Valente, 2024). So kann die Aussage inhaltlich ganz oder teilweise stimmen, wie z. B. der Satz: „Wenn du nicht lernst, wirst du durch die Prüfung fallen." Es geht aber auch um die Art und Weise, wie der Satz an die Kindseite herangetragen wird und wie sie sich auf das Kind auswirkt. Wenn das Kind demoralisiert und verletzt wird, sind die Aussagen dysfunktional und müssen entmachtet und durch funktionaleres Verhalten des gesunden Erwachsenenmodus ersetzt werden. Dadurch entsteht automatisch eine Koalition zwischen dem Entmachtenden (Therapeut*in oder Patient*in im GE-Modus) mit dem Kindmodus. Die Patient*innen erhalten durch die Entmachtung Schutz vor dem Bewerter und können damit bereits ihr Bedürfnis nach Sicherheit erfüllt bekommen. Wenn Patient*innen die Entmachtung aus dem GE-Modus mit eigenen Worten vornehmen, sollten die Therapeut*innen die Patient*innen unbedingt unterstützen: *„Welches Gefühl lösen diese Worte in Ihnen aus? Was möchten Sie dem strafenden Bewerter sagen? Mit welchen starken Worten weisen Sie jetzt die Stimmen direkt in ihre Grenzen und machen klar, dass Sie sich als gesunder Erwachsener nicht einschüchtern lassen?"*

Nachdem schließlich alles gesagt ist, ist es meist hilfreich, den Stuhl des strafenden Bewerters aus dem Therapieraum zu entfernen und in den Flur zu stellen. Dadurch wird der toxische Modus auch symbolisch aus dem Moduskreis ausgeschlossen und die Patient*innen können den Effekt des fehlenden Stuhles spüren. Erkundigen Sie sich also nach den Gefühlen der Patient*innen, nachdem der Stuhl weggeschafft wurde. Nicht selten wird zunächst eine Leere und Unsicherheit empfunden, denn die inneren Bewerter sind sehr vertraut und gaben bisher Orientierung und eine gewisse Sicherheit. Wenn den Patient*innen im Stehen die Neubewertung und Entmachtung gelungen ist, dürfen sie sich für das Ende der Sitzung mit dem veränderten Körpergefühl auf den Stuhl des gesunden Erwachsenenmodus setzen, anstatt wie vorher auf dem Bewältigungsmodus-Stuhl, wobei sie sich jetzt in der neuen Situation wohler fühlen. Sie können sich von diesem Stuhl aus um die Kind-Stühle kümmern: Die ärgerliche Seite wird beruhigt, indem die Patient*innen hier ihre Wut verbalisieren dürfen, sie sollen anschließend der Führung des gesunden Erwachsenen folgen. Die verletzbare Seite soll sich beschützt fühlen und dem gesunden Erwachsenen vertrauen.

Oft wirkt diese symbolische Verbannung der Bewerter überaus erleichternd und schafft Freiraum für die Patient*innen, tiefer mit ihren Emotionen in Kontakt zu kommen. Genauso oft schleichen sich aber auch Zweifel und Schuldgefühle durch die „Hintertür" wieder herein. Daher hilft es, die Patient*innen darauf hinzuweisen, dass sie die Aufgabe haben, diese Gedanken auch zu Hause immer wieder wegzuschicken, wenn sie sich melden, notfalls mehrmals am Tag. Man kann dann den Patient*innen versichern, dass sie inzwischen alt genug sind und selber entscheiden können, was richtig und was falsch ist, und ihnen niemand sagen muss, was sie zu tun haben! Negative Botschaften aus dem inneren Bewerter werden besser noch während der Therapiesitzung bearbeitet, damit die Patient*innen nicht später zu Hause alleine damit fertig werden müssen. Es ist wichtig, die Befürchtungen (der inneren Kritiker) von den Beobachtungen (des gesunden Erwachsenen) zu trennen und Verhaltensexperimente zu vereinbaren, die in der nächsten Stunde besprochen werden. So werden nach und nach Befürchtungen durch positive Erfahrungen ersetzt.

Achten Sie auf der Therapeut*innenenseite darauf, nie mit dem inneren Bewerter zu kollaborieren, und überprüfen Sie innerlich, ob Ihre eigenen Gedanken und Standards angemessen und für die Patient*innen hilfreich sind. Die Therapeut*innen können während der Stühledialoge auf jeden Modusstuhl gehen und diesem für die Patient*innen Ausdruck verleihen. Der Stuhl der strafenden und fordernden Bewerter selbst ist allerdings für die Therapeut*innen tabu. In dieser Position sitzen wir zwar neben dem Stuhl für die Bewerterstimmen (und unterstützen diese damit für diesen Moment indirekt), aber die „toxischen" Botschaften sprechen die Patient*innen selbst zum Kindstuhl hin aus. Die bedingungslose Gegenhaltung zu diesem Modus als Therapeut*in soll auch in der Stuhlsymbolik beibehalten werden.

Wichtig bei der Entmachtung der Bewerter ist ferner, dass die Therapeut*innen nicht mit den Stimmen der Bewerter diskutieren, sich ihnen gegenüber nicht rechtfertigen und nicht in einen Machtkampf gehen. Es geht nicht darum, die Stimmen zu überzeugen, denn das ist unmöglich. Aus der Position des gesunden Erwachsenen – übernommen durch Therapeut*in oder Patient*in – erkennen Therapeut*in bzw. Patient*in, dass sich die Bewerterstimmen dysfunktional auswirken, ihnen daher nicht zugehört wird und sie nun entmachtet werden.

4.4.5 Für das Kind sorgen in Stuhldialogen

Nach der Entmachtung der inneren Bewerter entsteht für die Patient*innen ein sicherer Raum, um mit dem Kindmodus tiefer in Kontakt zu gehen. Ein sehr wichtiges Grundbedürfnis kann nun zum Tragen kommen, nämlich das Bedürfnis nach und das Recht auf Emotionsausdruck. In dieser Phase ist es Aufgabe der Therapeut*innen, die Patient*innen wohlwollend, akzeptierend und stützend in allen Emotionen zu begleiten und diesen Raum zum Ausdruck zu geben, ohne strukturierend einzugreifen. Analog zu dem Bild einer guten Mutter, die ihr weinendes Kind erstmal nur liebevoll im Arm hält, sitzen die Therapeut*innen zugewandt und warm-mitfühlend mit den Patient*innen zusammen (idealerweise direkt daneben). Handelt es sich bei den Patient*innen um ein Gefühl aus dem Ärgerspektrum, helfen die Therapeut*innen den Patient*innen, diese Wut angemessen auszudrücken und zu verbalisieren

Besteht am Sitzungsende noch das Bedürfnis nach Bindung und Schutz oder Spontanität und Spiel, werden die Therapeut*innen alles tun, um im Rahmen der therapeutisch angemessenen Möglichkeiten, dieses Bedürfnis zu befriedigen. Es ist auch möglich, eine kurze Imaginationsszene zu der Erfüllung des aktivierten Grundbedürfnisses der Patient*innen auf dem Kind-Stuhl einzufügen (siehe zum Beispiel Abschnitt 4.6.8 *Imaginative Kontaktbrücke zwischen Kindmodus und GE-Modus*). Wünschen sich die Patient*innen im Kindmodus zum Trost körperliche Berührung durch die Therapeut*innen, wie zum Bespiel an die Hand genommen zu werden oder eine Umarmung, ist dies in der Schematherapie generell zulässig, wenn sich Patient*in und Therapeut*in damit wohlfühlen. Selbstverständlich sind nur Berührungsformen zulässig, die auch gegenüber einem realen Kind angemessen wären. Befinden sich Patient*innen nicht erkennbar in einer Kindmodus-Aktivierung, sind körperliche Kontakte kritischer zu sehen.

Die folgende Fallvignette zeigt einen Stühledialog mit der Patientin Frau R. (Fallbeschreibung siehe Kap. 1.2), die die Komponente des „Entmachtens der Bewerter" und „Versorgung der emotionalen Grundbedürfnisse im Kindmodus" beinhaltet.

Fallvignette Stühleübung mit Frau R.

Frau R. berichtet zum Sitzungsbeginn von starken strafenden Bewerterstimmen in der letzten Woche. Therapeutin und Patientin suchen gemeinsam kurz eine schwierige Situation mit strafenden Gedanken der letzten Woche aus und die Therapeutin leitet eine Stühleübung ein. Es handelt sich um eine Aktivierung des Schemas *Versagen*. Frau R. setzt sich zunächst auf den „strafenden Bewerter-Stuhl" und gibt die Gedanken wieder, die ihr dort durch den Kopf gehen: *„Aus dir wird nie etwas werden. Du bist ja noch nicht mal eine gute Mutter und dabei ist das deine einzige Aufgabe. Du bekommst nichts auf die Reihe. Mit dir stimmt einfach nichts. Andere Frauen schaffen es ja auch, Kinder und Beruf zu vereinbaren. Du bekommst beides nicht hin, du Versagerin! Ein hoffnungsloser Fall!"* Dann bittet die Therapeutin die Patientin auf den Stuhl für ihre emotionale Seite, setzt sich daneben und fragt sie auf diesem Stuhl: *„Du, wie fühlt es sich für dich an, wenn die Bewerter so über dich reden? Was spürst du im Körper?"* Frau R. antwortet auf dem Kind-Stuhl mit leiser, zittriger Stimme: *„Ich bin sehr traurig und verzweifelt. Da sind Steine in meiner Brust und in meinem Hals. Ich schäme mich auch."* Dann bittet die Therapeutin Frau R. noch mal auf den Bewerter-Stuhl zu gehen, setzt sich idealerweise wiederum daneben und fragt diese: *„Wie findet ihr das, wenn die kleine Bettina so traurig und verzweifelt über eure Worte ist?"*

Die Patientin antwortet vom Bewerter-Stuhl aus: *„Das ist doch lächerlich, diese Heulsuse. Immer nur heulen, das bringt auch nichts. Dieses Gefühlszeugs ist einfach nicht angebracht, nur Taten würden helfen, aber das schafft die ja eh nicht."* Beim nochmaligen Zurücksetzen auf den Kind-Stuhl wird nach dem induzierten Gefühl und dem Bedürfnis gefragt: *„Was macht das für ein Gefühl in dir, wenn die so mit dir sprechen? Und was brauchst du jetzt?"*

Nun bittet die Therapeutin Frau R. gemeinsam mit ihr aufzustehen und diese Szene von oben zu betrachten. Die Therapeutin sagt: *„Frau R., wenn Sie so sehen, wie die Bewerter diese verletzbare Seite in Ihnen angreifen und fertigmachen, und Sie sich vorstellen, die reden mit einem Kind, was kommt da für ein Gefühl in Ihnen hoch?"* Frau R. antwortet, dass die Bewerter ja auch recht haben, da sie ja tatsächlich kaum was hinbekomme. Diese Haltung wird von der Therapeutin als Unterordnungsmodus eingeordnet und bekommt einen extra Stuhl in der Stuhl-Szene. Hier zeigt sich, dass die Patientin durch das Aufstehen alleine noch nicht in eine gesunde erwachsene Haltung hineinkommen kann. Die Therapeutin wendet daher als Nächstes die Substitutionstechnik an, um die Patientin in eine gesunde Wut zu bringen: *„Frau R., wenn jemand Böses Ihre Tochter, Milla, so angreifen und runtermachen würde, was macht das für ein Gefühl? Würden Sie das auch einfach hinnehmen und sagen, dass die ja recht haben?!"* Frau R. gelingt es daraufhin, einen angemessenen Ärger zu fühlen, sich von den Bewerterstimmen und deren abwertenden Aussagen zu distanzieren, und sie stimmt nun mit der Therapeutin überein, dass dieser Modus entmachtet werden muss. Dazu wird die Patientin auf den Kind-Stuhl gesetzt, damit sie den emotionalen Effekt der Entmachtung und damit verbunden ein emotionales Neuerleben spüren kann.

Die Therapeutin setzt sich neben die Patientin und übernimmt modellhaft die Entmachtung der Bewerter und wendet sich zu der Patientin im Kindmodus: *„Gut, pass auf! Ich möchte mit den Bewerterstimmen jetzt gerne reden, denn wir haben ja eben beschlossen, dass die dringend in ihre Grenzen gewiesen werden müssen, damit sie dich nicht mehr quälen können. Ist das okay?"* Die Patientin nickt und die Therapeutin wendet sich dem Bewerter-Stuhl zu und fährt fort: *„Ihr Bewerter, was ihr da behauptet, ist der absolute Unsinn! Ihr sagt nicht die Wahrheit! Ihr quält die Bettina mit euren überzogenen Ansprüchen und lehnt sie nur total ab. Ihr habt kein Recht, euch so aufzuführen. Ich werde nicht länger zulassen, dass ihr Bettina fertigmacht. Ihr seid das Letzte und damit ist jetzt Schluss. Ich bin mir sicher, dass ihr nicht recht habt. Wir machen da nicht mehr mit."* Frau R. hat angefangen, auf dem Kind-Stuhl lautlos zu weinen. Die Therapeutin erkundigt sich bei der Patientin, wie es für sie ist, wenn jemand den Bewertern Einhalt gebietet. Frau R. antwortet: *„Das hat noch nie jemand für mich gemacht. Das tut gut."* Die Therapeutin fragt die Patientin, ob die Bewerter ihr etwas erwidern? Und die Patientin lauscht vom Kind-Stuhl zu den Bewertern hinüber und sagt, dass die Bewerter nun auch die Therapeutin abwerten würden. Die Therapeutin entgegnet den Bewertern daraufhin, dass sie es nicht interessiere, was sie über sie denken, da sie sowieso nie die Wahrheit sagen und dass sie nun aus dem Raum fliegen. Der Bewerter-Stuhl wird dann von der Patientin oder der Therapeutin vor die Türe gestellt. Anschließend spürt Frau R. auf dem Kind-Stuhl den Effekt der entfernten Bewerterstimmen.

Häufig fühlen die Patient*innen Erleichterung, mehr Raum zum Atmen, Leichtigkeit und/oder kommen mit ihrem Gefühl noch mehr in Kontakt, zum Beispiel heftiges Weinen, da die Traurigkeit nun ungestört sein darf. Was auch immer für Gefühle und Bedürfnisse auf dem Kind-Stuhl hochkommen, Aufgabe der Therapeut*innen ist es, diese zu versorgen und ihnen genügend Raum zu lassen. Frau R. kommt auf dem Kinderstuhl in Kontakt mit tiefer Traurigkeit. Die Therapeutin validiert die Traurigkeit der Patientin und bietet ihr ein Kissen und eine Decke zum Einkuscheln an, welche die Patientin annimmt. Nach einigen Minuten verebbt das Weinen von Frau R. Die Therapeutin fragt nun: *„Was brauchst du, wenn du so traurig bist? Wonach sehnst du dich jetzt gerade?"* Frau R. antwortet aus dem Kindmodus: *„Jemand, der mich annimmt und mag, wie ich bin."* Die Therapeutin erwidert: *„Ja, das ich kann ich sehr gut nachvollziehen. Jedes*

Mädchen braucht das. Ich finde dich prima und mag dich, so wie du bist. Du bist liebenswert.“ Die Patientin wird anschließend selbst nochmals auf den GE-Stuhl gebeten und kann dort üben, die kleine Bettina selbst zu versorgen, zum Beispiel ihre Gefühle wertzuschätzen und ihr beruhigende und wertschätzende Botschaften zu sagen. Diese Botschaften werden auf einer Karteikarte notiert oder per Audio-Memo aufgenommen. Dann wird die Stühleübung beendet.

Merke: Ein einmaliger Stühledialog reicht nicht aus, um die Bewerterstimmen im Kopf der Patient*innen zum Schweigen zu bringen. Daher muss die Übung öfter wiederholt werden, damit sich der GE-Modus aufbauen kann und die Patient*innen selbst trainieren, ihre strafenden oder fordernden Bewerter zu begrenzen, zu entmachten und im späteren Therapieverlauf nicht mehr darauf einzusteigen. In jeder einzelnen Stühleübung wird die Phase nach der Entmachtung genutzt, um die Bedürfnisse im Kindmodus zu befriedigen, ohne dass dabei der strafende, innere Bewerter stören kann und die Nachbeelterung damit behindert.

4.4.6 Modusarbeit mit Wut

Wut ist ein sehr starker Affekt im Kindmodus. Patient*innen haben in ihrer Kindheit oft die Erfahrung gemacht, dass Wut sofort strikt begrenzt oder hart bestraft wird und in jedem Fall inakzeptabel ist. Therapeut*innen müssen mit Wut umgehen können und in der Lage sein, den Patient*innen im Umgang mit der Wut eine neue Erfahrung kanalisieren zu können. Kellogg und Young (2006) haben folgende Schritte vorgeschlagen:

- *Die Wut ventilieren lassen (venting anger)*: Die Wut soll vollständig ausgedrückt werden. Die Therapeut*innen dürfen dabei nicht auf die gesagten Inhalte reagieren, sondern nur dazu auffordern, jetzt wirklich alles auszudrücken, was die Patient*innen ärgert. Dann wird geklärt, was den Kern der Wut ausmacht. Die Arbeit mit mehreren Stühlen vermag die Reaktionen zu trennen.
- *Empathie zeigen*: Die Therapeut*innen reagieren empathisch auf die aktivierte Verletzung und bestätigen, dass die Wunde schmerzt. Wut wird als ein Zeichen der Grenzüberschreitung, zum Beispiel in Form von Autonomiebeschneidung, bei den Patient*innen eingeführt.
- *Realitätstest*: Dabei hilft es, sich zusammen zu erheben und auch eine neue Körperhaltung einzunehmen. Die Therapeut*innen meiden strafende oder defensive

Reaktionen, nehmen zusammen mit den Patient*innen das Geschehene wie aus einer Kameraperspektive genau zur Kenntnis und ermitteln dann, welche Aspekte schema-induziert sind und wo die Situation möglicherweise verzerrt ist.

- *Angemessene Selbstbehauptung proben*: Nachdem sich die Wut gelegt hat, explorieren Patient*in und Therapeut*in gemeinsam, wie eine selbstsichere, ausbalancierte Kommunikation der Bedürfnisse ausgeschaut hätte, die ohne überkompensierende Aggression auskommt.

Ist die Wut direkt gegen die Therapeut*innen gerichtet, zum Beispiel weil diese zu spät zur Sitzung kommen oder Ähnliches, kann auf der Prozessebene der Stühle eine negative Reaktion auf die Therapeut*innen von einem Stuhl repräsentiert werden. Beispiel: Der „blöde Therapeut" wird auf den Stuhl gesetzt, der gegenüber dem wütenden Patienten steht, während der „kooperative gesunde Therapeut" auf den Stuhl dicht neben dem Patienten sitzt, um die Arbeitsallianz aufrechtzuerhalten, während der Patient seine Wut gegen den Stuhl des „blöden Therapeuten" richtet. Dann wird der Patient ermuntert, alles zu sagen, was er zu sagen hat. Der Therapeut kann sogar noch Öl ins Feuer gießen: *„Ist das wirklich alles, was Sie diesem blöden Therapeuten sagen wollen? Sagen Sie ihm, wie sehr er Sie verletzt und enttäuscht hat. Er verkraftet das. Lassen Sie alles raus. Er kann das aushalten; ich bleibe an Ihrer Seite!"* Wenn die Emotionen ausreichend aktiviert sind und der Ärger von dem Patienten verbalisiert wurde, wird wieder gemeinsam aufgestanden und auf die Reflexionsebene gewechselt (Näheres bei Roediger, 2016).

Wenn die biografischen Hintergründe zu Beginn der Therapie durch einen „schnellen Einstieg" noch nicht geklärt wurden, kann aus dieser emotionalen Aktivierung direkt in eine Imaginationsübung gewechselt werden: *„Ich merke, dass Sie stark aktiviert sind. Lassen Sie uns das für eine Imaginationsübung nutzen, um die tieferen Wurzeln dieser Wut besser zu verstehen. Bitte schließen Sie die Augen und gehen ganz in dieses Gefühl hinein. Dann lassen Sie sich bitte zurücktreiben in der Zeit und schauen, welches Bild spontan aufsteigt"* (weiteres Vorgehen siehe Kap. 4.3 zu Imaginationstechniken). Dadurch wird die Schema-Ebene hinter der aktuellen Modusaktivierung deutlich. Sind die alten Wunden bekannt, kann vielleicht direkt geklärt werden, was „alte Wut" ist, die aus Verletzungen aus der Kindheit herrührt, jahrelang vergraben war und jetzt zutage tritt, getriggert vom Verhalten der Therapeut*innen.

Wenn Patient*in und Therapeut*in nebeneinander stehen, können sie in der dritten Person über „Patient*in" und „Therapeut*in" sprechen. Das bringt eine gewisse emotionale Distanz in die Situation.

Man kann etwa folgende Fragen stellen: *„Was mag der Therapeut empfinden, wenn ihn jemand so angreift und beschuldigt?"* oder *„Welche Reaktion erwarten Sie von der Therapeutin, wenn sie so behandelt wird?"* Das stärkt die Mentalisierungsfähigkeit der Patient*innen (Fonagy et al., 2008), eine Fähigkeit, die zum Modus des gesunden Erwachsenen gehört.

4.4.7 Modusarbeit mit dem Modus des impulsiven und des undisziplinierten Kindes

Die Modi des impulsiven und des undisziplinierten Kindes haben in der Regel andere Wurzeln als wutauslösende Modi. Wutmodi rühren oft von der Kindheitserfahrung her, für den Ausdruck von Bedürfnissen oder Gefühlen bestraft oder allgemein in seiner Selbstbehauptung gebremst geworden zu sein. Manchmal wurde den Patient*innen aber auch zu viel Verantwortung aufgebürdet, zum Beispiel die Sorge um die depressive Mutter wie in unserer Fallvignette Frau R. (siehe Kap. 1.2). Menschen mit ausgeprägt impulsiven Modi dagegen berichten häufig, dass sie als Kinder verwöhnt wurden und nicht gelernt haben, Verantwortung zu übernehmen. Dahinter stehen typischerweise die Schemata Grandiosität oder ungenügende Selbstkontrolle. Eine Person im Modus des undisziplinierten Kindes geht normalen Verantwortungen aus dem Weg, insbesondere langweiligen oder mühsamen Aufgaben, und kann auf recht kindisch wirkende Art anspruchsvoll sein.

Die empathische Konfrontation (Anleitung dazu siehe Abschnitt 4.6.5) erfolgt am besten in Stühledialogen, wenn die Patient*innen im undisziplinierten Kindmodus sitzen. Die Therapeut*innen reagieren wie ein guter Vater oder eine gute Mutter, indem sie legitime Bedürfnisse anerkennen, die Form des Auslebens dieser Bedürfnisse jedoch einem Realitätstest unterziehen und destruktivem Verhalten empathisch nachvollziehbare Grenzen setzen. Auch das ist im Stehen leichter als im „Face-to-Face"-Kontakt, denn dann kann aus einer gewissen emotionalen Distanz nach der Wirkung des Verhaltens auf andere und die Rückwirkungen auf die Grundbedürfnisse gefragt werden. Halten Sie nach dem Modus des undisziplinierten Kindes Ausschau. Er ist häufig das Ergebnis einer gesteigerten Aktivierung des Selbstbehauptungssystems der Person, die Autonomie anstrebt, weil sie in der Adoleszenz nicht respektiert oder von übergroßen gesellschaftlichen Anforderungen unter Druck gesetzt wurde. Ermuntern Sie die Patient*innen, das Muster realistisch anzuschauen und sich schließlich dagegen zu entscheiden, damit Sie ihnen helfen können. In der Therapie sollte man diesen Modus im Kopf haben, wenn man als Therapeut*in bei Patient*innen nicht weiterkommt, die zwar Veränderungsbereitschaft signalisieren, sich dann aber doch nicht ändern.

4.4.8 Welche emotionsaktivierende Technik wird wann angewendet?

Während die Imaginationsübung den biografischen Kontext der Schema-Entstehung für die Patient*innen erlebbar macht, werden bei den Modusdialogen auf Stühlen die aktuell in den Patient*innen aktivierten Modi auf verschiedene Stühle buchstäblich „auseinander gesetzt" und dadurch die *Klärungsarbeit* im Sinne eines Mentalisierungsprozesses (Fonagy et al., 2008) im Hier und Jetzt gefördert. Im Verlauf der Therapie ist es daher vorteilhaft, im ersten Drittel der Therapie durch Imaginationsübungen den biografischen Hintergrund der Schema-Entstehung deutlich zu machen und aufzuarbeiten sowie die emotionalen Grundbedürfnisse imaginativ zu befriedigen und anschließend in den Stühledialogen die Modusaktivierungen in der Gegenwart weiter zu bearbeiten. Die Stühlearbeit bildet dann das Herzstück der schema-abschwächenden Behandlung in der Mitte der Schematherapie, Imaginationsübungen können die Stühlearbeit dabei natürlich weiter ergänzen.

Weitere Erläuterungen zum Aufbau einer Schematherapie und der Struktur einer einzelnen Schematherapie-Sitzung siehe Kapitel 4.7.

4.5 Konzept des gesunden Erwachsenenmodus (GE)

4.5.1 Definition: Was ist „gesund erwachsen" in der Schematherapie?

Menschen, deren psychologische Grundbedürfnisse in der Kindheit erfüllt wurden, entwickeln in der Regel eine ausgeprägte Fähigkeit zur Resilienz. Sie entwickeln ein starkes Gefühl von Selbstwirksamkeit und Selbstbewusstheit, die Fähigkeit zur Stress- und Emotionsregulation sowie angemessene Bewältigungsstrategien für innere und äußere Konflikte. In der schematherapeutischen Modussprache definieren wir Menschen im gesunden Erwachsenenmodus als jemand, der die Fähigkeit hat, sich selbst und anderen gegenüber wie eine gute Mutter oder ein guter Vater zu sein und zu handeln: Dazu gehören nach unserer Ansicht unter anderem folgende Qualitäten: Geduld, Wertschätzung, Fürsorge, Trost, die Fähigkeit, angemessene Grenzen zu setzen, die Bereitwilligkeit zur Übernahme von Verantwortung, Achtsamkeit, Kooperationsfähigkeit, Selbstbehauptung, Einforderung und flexible Anwendung prosozialer Regeln, eigene Werte und Normen im Rahmen eines sozialen Gefüges, realistische Einschätzung eigener Stärken und Schwächen und Akzeptanz dieser, Fähigkeit zu angemessenem Bedürfnisaufschub, Wissen und Förderung von Beziehungen, die guttun, und Beenden oder Begrenzen von Beziehungen, die nachhaltig schaden. Ferner das Annehmen von Unterstützung und Hilfe, wenn eigene Ressourcen nicht ausreichen, Wohlwollen bei Fehlern und Misserfolgen, sozial integrierte Leistungsfähigkeit und Zuverlässigkeit.

Eine gesunde erwachsene Person kann Grenzen auf reife Weise integrieren, hat einen moralischen Kompass, besitzt die Fähigkeit in Einklang mit ihren Überzeugungen anstatt nur emotionsgesteuert zu handeln, kann sich selbst beruhigen und wirksame soziale Fertigkeiten angemessen integrieren (Roediger, 2012).

Der gesunde Erwachsenenmodus repräsentiert also vernunftgeleitetes Denken und Selbstreflexion, er ermöglicht erfolgreiches Problemlösen, die Unterbrechung maladaptiven Bewältigungsverhaltens, die emotional distanzierte Neubewertung internalisierter Bewerter sowie deren Entmachtung. Er generiert unterstützende Selbstinstruktionen, die funktionales Bewältigungsverhalten initiieren und aufrechterhalten (Roediger, 2012).

Schematherapeut*innen selbst sollten während der Behandlung ihrer Patient*innen folglich überwiegend im GE-Modus sein, um den Bedürfnissen der Patient*innen gerecht werden zu können. Werden während der Therapie bei Therapeut*innen eigene Schemata aktiviert – was regelmäßig vorkommen dürfte –, gilt es die Aktivierungen wahrzunehmen und aus dem GE-Modus heraus zu regulieren. Das heißt, den Fokus wieder auf die Patient*innen zu lenken und sich gegebenenfalls nach der Sitzung und eventuell im Rahmen eigener Supervision um die persönlichen Lebensfallen zu kümmern. Dies ist eine hohe Anforderung an Schematherapeut*innen, daher wird im Rahmen der Weiterbildung auch dringend zu Selbsterfahrungssitzungen geraten, um sich der eigenen Schema-Ausprägungen bewusst zu werden und deren gesunde Regulation einzuüben (siehe Neumann et al., 2013).

4.5.2 Entstehung und Funktion des gesunden Erwachsenenmodus

Der Grundstein für den GE-Modus eines Menschen im Erwachsenenalter wird durch die feinfühlige und konsequente Erfüllung der wichtigsten psychologischen

Grundbedürfnisse durch die Bezugspersonen in der Kindheit und Jugend gelegt. Bekommt das Kind von seinen Bezugspersonen vermittelt, dass es grundsätzlich liebenswert ist und ein Recht auf seine eigenen, psychischen Bedürfnisse hat, dass es ihm gestattet ist, seine Gefühle zu äußern, und in deren Regulation Unterstützung erhält, dass es autonom sein darf, aber auch adäquate Grenzen von den Bezugspersonen erfährt, so ist dies ein gutes Fundament für die Ausbildung eines starken GE-Modus im Erwachsenenalter.

Das grundlegende Ziel einer Schematherapie ist, die automatisiert eingesetzten, maladaptiven Bewältigungsreaktionen durch ein funktionales Bewältigungsverhalten zu ersetzen, das vom Modus des gesunden Erwachsenen gelenkt wird. Insbesondere das bei instabilen Persönlichkeiten typische „Flippen" zwischen verschiedenen Modi soll durch ein integrierenderes, flexibel-situationsangemessenes Verhalten ersetzt werden.

Dabei geben die Dimensionen der Moduslandkarte (Abb. 3) den Patient*innen einen hilfreichen „Kompass" an die Hand, indem sie fortlaufend überprüfen können, ob sie sich mit ihrem Verhalten mehr in Richtung Selbstbehauptung und Dominanz oder in Richtung Bindungsorientierung und Kooperation bewegen.

Zunächst einmal ist es wichtig, zwischen „gesund erwachsen sein" im Sinne der Selbstregulation und „gesundem erwachsenen Verhalten" zu differenzieren. Beide Aspekte gehören zum gesunden Erwachsenenmodus. Es gibt erstens eine regulative Funktion des gesunden Erwachsenenmodus (Gangwechselmetapher nach Schore, 2003) und zweitens die Ebene des gesunden, funktionalen Verhaltens, also die gesunde, erwachsene Verhaltensalternative zu den maladaptiven Bewältigungsmodi.

Die regulative Funktion des gesunden Erwachsenenmodus kann – analog der „Gangwechsel"-Metapher beim Autofahren – beschrieben werden:

1. Im Moment der Erlebnisaktivierung *Abstand* zu dem eigenen emotionalen Erleben gewinnen (den Gang herausnehmen), das heißt, der GE nimmt durch eine Achtsamkeitshaltung eine selbstreflexive Funktion ein. Ziel ist die Desaktualisierung der Emotionen und eine achtsame Desidentifikation (Teasdale et al., 2002) von der spontanen Schema-Aktivierung. Die Funktion des GE-Modus ist also in einem ersten Schritt, achtsam eine auftretende Schema-Aktivierung wahrzunehmen, diese kurz zu betrachten, zu erkennen und zu benennen.
2. Aus der Perspektive eines wohlwollenden inneren Beobachters wird die Situation *neu bewertet* (einen neuen Gang auswählen). Der GE kann mit Bezug zu seinen jetzt bewusst wahrgenommenen Grundbedürfnissen und selbst gewählten Werten konkrete, langfristige Verhaltensziele definieren und bei der Umsetzung zwischen verschiedenen Handlungsoptionen abwägen bzw. wählen. Dabei können neben dem körperlichen Perspektivwechsel auch mentale Perspektiv-

wechsel wie der Blickwinkel von besten Freund*innen oder eine Zeitprojektion hilfreich sein, um in Patient*innen angelegte Ressourcen aktivieren zu können.

3. Durch *Selbstinstruktionen* wird *die Umsetzung* eines funktionalen Bewältigungsverhaltens eingeleitet (den neuen Gang einlegen). Der GE kann durch das Führen innerer Dialoge neue Handlungen initiieren und beibehalten hin zu einer vorausschauenden Emotionsregulation. Selbstinstruktionstechniken erleichtern den Gangwechsel (Meichenbaum & Goodman, 1971), weil sie herandringende, dysfunktionale Gedanken schwächen, die Kindmodi beruhigen und die Aufmerksamkeit sowie das Tun in die gewünschte Richtung lenken.

Die drei Schritte können mit etwas Übung durchaus innerhalb von wenigen Sekunden vollzogen werden. Zur Veranschaulichung dieser drei Schritte des GE-Modus hier ein paar Übungsbeispiele aus der Therapie:

zu Schritt 1 „Gang rausnehmen“: Für den ersten Schritt brauchen die Patient*innen vor allem die Fähigkeit, in ein achtsames Gewahrsein zu kommen. Bevor Menschen anfangen können, ihre eigenen Schema-Aktivierungen mit einer Achtsamkeitshaltung wahrzunehmen, braucht es die Übung einer zumindest minimalen Achtsamkeitshaltung. Hierzu wird den Patient*innen das Konzept der Achtsamkeit und seinen Einsatz in der Schematherapie erklärt (siehe folgenden Abschnitt 4.5.3). Anschließend geht es darum, Achtsamkeit zunächst außerhalb von Schema-Aktivierungen zu üben.

Beispiele für kleine Achtsamkeitsübungen (Thich Nhat Hanh, 2013):

■ *Bewusstes Atmen*

Die Grundlage aller Achtsamkeitsübungen ist es, unsere Aufmerksamkeit zu unserer Ein- und Ausatmung zu bringen. Es ist eine einfache Technik mit großer Wirkung. Mit dem achtsamen Ein-und Ausatmen können wir unseren Fokus auf den Körper und ins Hier-und-Jetzt-Erleben lenken. Achtsames Atmen kann helfen, wann immer wir uns in dem Sog der Emotionen verlieren oder in unseren Gedanken verfangen.

Übungsanleitung:

Beim Atmen können Sie sich sagen:

Einatmend weiß ich, dass ich einatme.

Ausatmend weiß ich, dass ich ausatme.

Klappt dies schon gut, kann man die Übung auch abkürzen und ein Wort oder einen Ausdruck pro Atemzug nehmen:

Ein. Aus.

Tief. Langsam.

Ruhig. Entspannt.

Lächeln. Loslassen.

Bewusstes Atmen kann man überall und jederzeit machen und braucht dafür nur ein paar Minuten. Diese Übung ist auch für symptomatisch noch stark eingeschränkte Patient*innen geeignet, da sie zum Erlernen und Üben keine große Aufmerksamkeitsspanne voraussetzt.

■ *Achtsames Gehen*
Achtsames Gehen bedeutet einfach, das Gehen zu genießen, ohne ein besonderes Ziel oder eine bestimmte Absicht zu haben. Das Gehen ist dabei kein Mittel, um irgendwo anzukommen.
Übungsanleitung:
Gehen Sie, um des Gehens willen und mit allen Sinnen. Folgen Sie Ihrem Atem, verweilen Sie achtsam bei Ihren Schritten und Sie werden schon bald Ihr Gleichgewicht gefunden haben. Stellen Sie sich einen langsam dahinschreitenden Tiger vor und schauen Sie, dass Ihre Schritte ähnlich federnd und weich sind. Lassen Sie sich dabei von der Energie der Luft um Sie herum durchströmen. Normalerweise ist die Einatmung kürzer als die Ausatmung. So beginnen Sie die Übung mit zwei Schritten für die Einatmung und drei Schritten für die Ausatmung: 2–3, 2–3, 2–3, 2–3 oder 3–4, 3–4, 3–4, 3–4. Im Verlauf der Übung wird der Atem oft langsamer und entspannter, dann können Sie die Schrittzahlen erhöhen, wie es Ihnen angenehm ist. Fokussieren Sie sich auf jeden Schritt.
Achtsames Gehen ist am besten draußen an der frischen Luft zu praktizieren, es geht aber natürlich auch in einem Zimmer. Es dauert etwas länger als das achtsame Atmen, kann aber auch schon bei einer Anwendung von wenigen Minuten sehr hilfreich sein, um leichter aus einem dysfunktionalen Modus aussteigen zu können.

■ *Glocken der Achtsamkeit*
Übungsanleitung:
Oft ist es hilfreich, wenn wir einen Klang oder ein Geräusch als Erinnerung an unsere Achtsamkeitshaltung einführen. Dies nennen wir die „Glocken der Achtsamkeit". Zuhause können wir Alltagsgeräusche wie das Telefonläuten, Kinderstimmen oder Ähnliches als Glocken einsetzen, es ist aber auch günstig, sich selbst eine solche Erinnerung zu etablieren, zum Beispiel ein Handywecker, der dreimal am Tag läutet und uns an die achtsame Wahrnehmung und den Blick nach innen erinnert. Es kann auch mit den Patient*innen vereinbart werden, auf täglich zurückgelegten Wegen wie der Weg zur Arbeit oder bei Alltagsritualen wie dem Zähneputzen bewusst in den achtsamen Blick nach innen zu gehen. Wird die Achtsamkeit an alltägliche Handlungen gekoppelt, können Patient*innen regelmäßig üben und automatisieren so die achtsame Haltung, die ihnen in einer Schema-Aktivierungssituation dabei hilft, in eine gesunde Bewältigungsreaktion umzusteigen.

zu Schritt 2 „Neuen Gang wählen": Zu einer gesünderen Neubewertung einer Situations- und Schema-Aktivierung brauchen vielen Patient*innen Unterstützung im Aufbau oder der Erweiterung einer gesund balancierten Werte- und Zielematrix. Die Wahl der persönlichen Werte ist Sache der Patient*innen. Wenn einige Werte dabei sind, die vom fordernden Bewerter vertreten werden, muss mit den Patient*innen herausgearbeitet werden, dass die Bewerter nicht „gut und richtig" sind. Die Werte mögen richtig sein, die Art, wie sie dem Kind von den Bewertern aufgezwungen werden, ist es nicht. Erwachsene sind den Eltern (und den inneren Bewertern) entwachsen und kommen ohne sie aus. Oft hilft der Hinweis, wozu diese elterlichen Haltungen letztlich geführt haben und welche Probleme daraus resultierten.
Positive Werte aus der Kindheit hingegen werden direkt dem gesunden Erwachsenen zugeordnet. Oft ist es hilfreich, mit den Patient*innen einen Schritt zurückzugehen und sie anzuleiten, auf die aktuelle Lebenssituation und den eigenen Lebensentwurf wie von außen zu schauen. Hierzu zwei Übungen.

■ *„80. Geburtstag"*
Übungsanleitung:
Schließen Sie die Augen und reisen Sie vorwärts in die Zeit zu Ihrem 80. Geburtstag. Sehen Sie vor Ihrem inneren Auge sich selbst, wie Sie mit 80 Jahren in einem Lehnstuhl zurückgelehnt

sitzen und in Ruhe auf Ihr bisheriges Leben zurückblicken: Wie sehen Sie im hohen Alter aus? Wer ist um Sie an Ihrem 80. Geburtstag? Würden Sie sich noch jemand anderen wünschen? Was war in Ihrem Leben wirklich wichtig, wenn Sie nun einmal mit der Lebenserfahrung eines 80-Jährigen zurückblicken? Welche Menschen haben Ihr Leben lebenswert und sinnvoll gemacht? Welche Werte haben Ihnen Halt und Orientierung gegeben? Worauf kam es an?
Wählen Sie drei von Ihren Lebensaufgaben oder Lebensthemen, deren Widmung aus Sicht des 80-Jährigen am meisten Sinn gemacht hat, und benennen Sie die drei Themen. Dann lassen Sie das Bild wieder verblassen und notieren kurz Ihre Erlebnisse und die drei Themen der Übung. Wichtig: Vergleichen Sie dann das Erfahrene aus der Übung mit Ihrem aktuellen Leben. Was fällt Ihnen auf? Wie groß ist die Deckung zwischen der Sicht des 80-Jährigen und Ihrem heutigen Leben? Welche Schlüsse ziehen Sie daraus?

- *„Noch sechs Monate zu leben"*

Übungsanleitung:
Bitte schließen Sie nun die Augen und stellen sich vor, Sie bekommen heute von Ihrem Arzt eine lebensbedrohende, unheilbare Diagnose gestellt, nach der Sie nur noch sechs Monate bei gleichbleibender Lebensqualität zu leben haben und danach schnell sterben werden. Wie werden Sie diese letzten sechs Monate Ihres Lebens verbringen? Was ist Ihnen nun wichtig? Von was werden Sie sich sofort verabschieden? Was werden Sie gleich ändern? Welche Menschen möchten Sie in der kostbaren, verbleibenden Lebenszeit um sich haben? Was möchten Sie noch mal tun? Was ist Ihnen jetzt wichtig?
Lassen Sie die inneren Bilder nun verblassen und öffnen Sie wieder die Augen. Machen Sie sich zu diesen Fragen Notizen. Vergleichen Sie den Entwurf der letzten sechs Monate mit Ihrem aktuellen Leben. Überlegen Sie konkret, welche Änderungen es in Ihrem Leben bräuchte, um dem Entwurf „Meine letzten sechs Monate" näher zu kommen. Wie können Sie diese Änderungen in den nächsten Wochen einleiten? Gibt es etwas, das Sie schon heute nach der Sitzung tun können?

Diese beiden Übungen sind extreme Vorstellungen und bereiten vielen Menschen Unbehagen, da das Altern und der Tod häufig verdrängt und verleugnet werden. Sich in Gedanken mit diesen Übungen zu beschäftigen, kann aber helfen, den Blick für eigene Lebensziele, Gewohnheiten und Alltagsprobleme zu schärfen und andere Prioritäten für mehr Wohlbefinden und Lebenszufriedenheit zu setzen.
Das Arbeitsblatt 2 *„GE-Werte und Ziele"* kann an dieser Stelle auch zum Einsatz kommen.

zu Schritt 3 „Neuen Gang einlegen": Selbstinstruktionen zu einem gesunden Bewältigungsverhalten müssen zu Beginn oft durch die Therapeut*innen modellhaft vorgegeben und anschließend von den Patient*innen eingeübt werden.
Hierzu einige Übungsvorschläge:

- *Selbstinstruktionen anhand von Audio-Memos*

Übungsanleitung:
Während eines Stühledialoges mit Frau O. (Fallvignette 1.1) hat die Therapeutin die Nachbeelterungssequenz zur Beruhigung und Wertschätzung der kleinen Maria per Smartphone aufgenommen.
Diese Sprachsequenz mit der Stimme der Therapeutin wird der Patientin mitgegeben. In einer anderen Version der Stühleübung könnte es natürlich auch die Stimme der Patientin im GE-Modus sein, die die Nachbeelterung dann selbst übernimmt. Die Hausaufgabe für die Patientin ist, diese Botschaften jeden Tag, zum Beispiel vor dem Schlafengehen, anzuhören. In der Folge-

woche und im weiteren Therapieverlauf soll die Patientin die Botschaften jedes Mal anhören, wenn Sie sich wieder in dem sehr traurigen, verletzbaren Kindmodus, das heißt in einer Schema-Aktivierung befindet. Ein Audio-Memo beinhaltet zum Beispiel folgende Botschaften, hier von der Therapeutin gesprochen:
„Kleine Maria, ich sehe, dass du traurig und verzweifelt bist. Ich möchte dir sagen, dass du damit nicht alleine bist, da ich jetzt da bin. Deine Traurigkeit ist vollkommen in Ordnung, sie hilft uns zu verstehen, was du wirklich brauchst, nämlich jemanden, der für dich liebevoll da ist. Das bin ich. Alle deine Gefühle sind in Ordnung. Bitte tue jetzt nichts, außer dich in Ruhe hinzusetzen und dich anzulehnen. (Pause) *Ich mag dich, so wie du bist, mit all deinen verschiedenen Gefühlen. Du bist ein tolles Mädchen und ich bin sehr gerne mit dir zusammen. Wir nehmen uns jetzt Zeit für deine Traurigkeit. Ich bin froh, dass du mir zeigst, dass du traurig bist. So kann ich mich um dich kümmern."*

- *Selbstinstruktionen (per Audio oder auf einer Karteikarte aufgeschrieben), um ein gesundes Bewältigungsverhalten einzuleiten*

Übungsanleitung:
Beispiel: *„Das ist eine Schema-Aktivierung, wie ich sie nur zu gut kenne. Diesmal steige ich aber aus und halte den alten Film an. Ich nehme den inneren Druck und meine große Angst wahr. Das ist sehr unangenehm und ich spüre den starken Drang, mich zu ritzen. Das ist mein Selbstschutz-Modus* (distanzierter Beschützer). *Diese Strategie wähle ich heute aber nicht, nein. Ich probiere nun die neue Strategie, die ich mit meiner Therapeutin vereinbart habe. Danach sehe ich weiter."*

- *Um gesunde innere Dialoge zu praktizieren:*

Übungsanleitung:
Die Patient*innen können die ersten GE-Antwortsätze in der Therapiesitzung mit ihren Therapeut*innen erarbeiten und die weiteren Sätze als Hausaufgabe vervollständigen. Dabei kann mit vorformulierten Sätzen begonnen werden und dann mit individuellen Beispielen der Patient*innen weitergearbeitet werden.
Beispiele:

a) Schema-Aktivierung als Ausdruck im Kindmodus: *„Ich fühle mich so ohnmächtig."*
GE-Antwort: *„Ja, das ist die Ohnmacht der verletzten Kind-Seite. Du bist nicht alleine damit. Ich helfe dir, da rauszukommen und werde ab sofort für dich sorgen!"*

b) Schema-Aktivierung wird in den inneren Bewertern sichtbar: *„Du schaffst es nicht und hast es auch nicht verdient."*
GE-Antwort: *„Bei diesem Schema werden deine Bewerter aktiviert. Darauf höre ich gar nicht, denn die Bewerter sagen nie die Wahrheit und treiben mich in ungutes Verhalten. Da mache ich nicht mehr mit."*

Die obige Beschreibung der Funktion des gesunden Erwachsenen greift die metakognitive Haltung der sogenannten dritten Welle in der Verhaltenstherapie (Hayes, 2004) auf, die sich weniger mit den Gedanken*inhalten* beschäftigt, als metakognitiv auf die *Art* des Auftretens und die *Funktionalität* der Gefühle und Gedanken zu schauen. Durch innere Perspektivwechsel in den GE-Modus sollen latent vorhandene Ressourcen der Patient*innen wieder zugänglich gemacht werden. Diese Ressourcen sind in den anderen Modi, zum Beispiel im Zustand einer starken emotionalen

Aktivierung im Kindmodus, durch die damit verbundene Bewusstseinseinengung blockiert.

4.5.3 Die Rolle von Achtsamkeit, Akzeptanz und Werten für den GE-Modus

Achtsamkeit in der Schematherapie

Wenn wir an Verhaltensänderungen denken, implizieren wir, dass Menschen zwischen Alternativen wählen können – die Wahl findet jedoch nicht im luftleeren Raum statt. Sie wird im Kontext aktivierter Schemata getroffen. Schemata legen den neuronalen Aktivierungen im Gehirn die Gleise. Um uns aus den „Lebensfallen" befreien zu können, müssen wir einen inneren Zustand finden, der es ermöglicht, uns aus dem Sog emotionaler Aktivierung zu lösen. Diese Gegenkraft kann beispielsweise die Achtsamkeit sein.

Definition des Begriffs Achtsamkeit

„Achtsamkeit ist die Energie des Gewahrseins und des Erwachens zur Gegenwart. Es ist die fortwährende Übung, das Leben tief in jedem Augenblick zu berühren" (Thich Hat Hanh, 2014, S. 9). Achtsamkeit bedeutet, aufmerksam das Hier und Jetzt der inneren und äußeren Prozesse (Sinneswahrnehmungen, Gedanken und Emotionen) wahrzunehmen, das heißt auch unsere Bewusstseinsinhalte. Dieses Gewahrsein sollte aus einer nicht-wertenden, übergeordneten Beobachtungshaltung heraus geschehen. Im nächsten Schritt erfassen wir den Inhalt, lassen den Gedanken jedoch sofort wieder los und kehren erneut in den Achtsamkeitszustand zurück. Das erzeugt einen gewissen Abstand. Diese Art der Achtsamkeit wirkt wie ein Scheinwerfer, der auf ein Objekt gerichtet wird oder eben auch auf aktuelle Gedanken. Die meisten psychischen Störungen (wie generalisierte Angststörungen, Depression, Zwangsstörungen, Hypochondrie, Anorexie) gehen mit Gedankenautomatismen oder Endlosschleifen belastender Gedankenkreise einher.

Achtsamkeit befreit den Kopf von solch schemagetriggerten, einmischenden Gedanken zumindest kurzfristig und schafft so Raum für den Weg zu gesünderen Schema-Bewältigungsstrategien. Achtsamkeit ist also ein Gegengewicht zu den Kräften unserer Schema-Aktivierungen, weil sie den Wechsel auf eine distanziertere, selbstreflektierende Regulationsebene (Roediger & Valente, 2023) ermöglicht. Durch die Achtsamkeitshaltung kann es gelingen, die Verbindung aus Reiz, Schema-Aktivierung und automatisierter Reaktion (maladaptiver Bewältigungsmodus) zu entkoppeln.

Thich Nhat Hanh, ein großer Achtsamkeitsmeister und Lehrer unserer Zeit, beschreibt die Wichtigkeit der Achtsamkeit (2014, S. 48) wie folgt und ist damit sehr nah an der schematherapeutischen Sicht auf den Menschen:

> In jedem von uns lebt ein kleines Kind, das früher nicht in der Lage war, sich zu schützen. Wir sind in der Vergangenheit gefangen, vielleicht erleben wir sogar Flashbacks vergangener Schrecken. Obwohl wir objektiv sicher sind, fühlen wir uns bedroht und verletzlich. Dann leiden wir in der Gegenwart, als wären wir noch immer in der Vergangenheit. Wir müssen mit dem kleinen Kind in uns sprechen: „ich weiß, dass du da bist und viele Wunden trägst." Wir müssen unsere Weisheit des Erwachsenseins an dieses Kind downloaden. Aus diesem Grund ist es wichtig, im Hier und Jetzt anzukommen. Damit wir frei werden von den Schatten der Vergangenheit.

Mit Achtsamkeit ist es allerdings wie mit dem Fahrradfahren: Durch das Lesen alleine erlernt man sie nicht wirklich, nur Üben hilft hier weiter. Achtsamkeitsübungen helfen unseren Patient*innen, sich von bedrückenden Emotionen (Kindmodi) oder quälenden Gedanken (fordernde oder strafende Bewerter) zu distanzieren. Der Modus des gesunden Erwachsenen bewirkt, dass die Menschen „den Kopf wieder über Wasser" bekommen und eine gesündere Schema-Bewältigungsstrategie wählen können. So kann der „Schemaschmerz" reduziert werden, ohne dass die Patient*innen in maladaptive Bewältigungsstrategien rutschen.

Anregungen zu kleinen Achtsamkeitsübungen für die Therapie finden Sie im vorigen Abschnitt 4.5.2 unter *Entstehung und Funktion des gesunden Erwachsenenmodus.*

Akzeptanz in der Therapie

Am Beginn der Therapie geht es meist um Verhaltensänderung. Wenn wir dann die Grenzen der jeweiligen Patient*innen erkennen, fördern wir eine akzeptierende Haltung aus dem GE-Modus heraus und empfehlen, Dinge, die nicht erniedrigen, sich jedoch als schwer veränderbar erwiesen haben, zu akzeptieren. Die Akzeptanz eigener Schwächen und der Versuch, sich damit zu arrangieren, können sich manchmal als die erfolgversprechendere Strategie erweisen. Im Modus des gesunden Erwachsenen zu sein bedeutet auch, unterscheiden lernen, wann es um eine realistische Veränderung geht und wann es darum geht, eigene Defizite, Situationen oder Ähnliches zu akzeptieren und über die Akzeptanz den Leidensdruck zu reduzieren. Gelingt es, unrealistische Ziele als solche zu erkennen und loszulassen, um sich erreichbaren Zielen zuzuwenden, kann das im Sinne Grawes (2004) genauso innere Konsistenz schaffen wie das Erreichen hochgesteckter Ziele.

Werte stärken den gesunden Erwachsenenmodus

Die Akzeptanz- und Commitmenttherapie (Hayes et al., 2012) betont die zentrale Rolle von Werten für unsere Lebensentscheidungen. Was ist uns am wichtigsten im Leben? Werte können mit Schemata in Verbindung stehen. Eine Person beispielsweise kann Geld überbewerten, weil sie ein Misstrauensschema hat, das sie lehrt, niemandem zu vertrauen, weshalb sie vor allen anderen Dingen finanzielle Unabhängigkeit anstrebt.

Der gesunde Erwachsenenmodus umfasst auch eine *Wise-mind-Haltung* (Linehan, 1996). Mit Weisheit ist hier gemeint, einen klaren Blick auf die Dinge zu haben. In Schemabegriffen gesprochen bedeutet dies, dass Beweise gegen schemagesteuerte „Werte" und gegen „Modusübertreibungen" gesammelt werden. Wenn ein gesunder erwachsener Mensch heranreift, wächst ihm auch Weisheit zu. Der gesunde Erwachsenenmodus besitzt einen inneren moralischen Wertekompass, den niemand ignorieren sollte.

Imaginationsübungen zur Werteüberprüfung und -erarbeitung finden Sie unter Abschnitt 4.5.2.

4.5.4 Self-parenting: Sich selbst eine gute Mutter sein

Um aus dem gesunden Erwachsenenmodus sich selbst gegenüber wie eine gute Mutter zu handeln und sich selbst wie durch die Augen einer guten Mutter zu sehen, setzt voraus, dass man sich darüber im Klaren ist, welche Qualitäten eine gute Mutter hat. Die meisten der Patient*innen, die von einer Schematherapie besonders profitieren können, verfügen nicht über ein gesundes Elternmodell aus ihrer eigenen Kindheit. Daher ist es hilfreich, sich Zeit zu nehmen und zu überlegen, was es bedeutet eine gute Mutter/ein guter Vater zu sein.

Übungsanleitung:

Die Therapeut*innen leiten die Patient*innen an, sich mit folgenden Fragen auseinanderzusetzen, zum Beispiel als Hausaufgabe bis zur nächsten Therapiesitzung:
Nehmen Sie sich ein paar Minuten Zeit, um über diese Fragen nachzudenken. Machen Sie dazu Notizen oder Stichpunkte.

- Welche Eigenschaften hat eine gute Mutter oder ein guter Vater?
- Was zeichnet eine gesunde Eltern-Kind-Beziehung aus?
- Was hätten Sie sich von Ihrer Mutter und Ihrem Vater als Kind gewünscht?
- Wie können Sie für das glückliche Kind Erlebnisfreiräume schaffen (Muße, Entspannung, lustvolle spielerische Tätigkeiten, sorgloses Miteinander)?
- Wie können Sie im inneren Kontakt zu Ihren Kindmodi (Emotionen) bleiben und so die Verbindung zu den eigenen, emotionalen Grundbedürfnissen halten?

Patient*innen können zum Beispiel in Form von achtsamen, inneren Dialogen zwischen dem Kindmodus und dem GE-Modus ein Schema-/Modustagebuch schreiben, einen Brief an den Kindmodus verfassen, in kleinen Ritualen jeden Tag mindestens einmal nach den Bedürfnissen des Kindmodus schauen und diese zeitnah in den Alltag integrieren (Beispiele siehe Kap. 4.6.10)

4.5.5 Pädagogische Prinzipien für die Haltung des „Limited Reparentings"

Um die Nachbeelterungsaufgaben von Schematherapeut*innen souverän zu meistern, ist es hilfreich, sich mit dem Konzept von pädagogischen Grundfertigkeiten und Erziehungszielen zu beschäftigen. Was bedeutet es, Patient*innen in der Nachbeelterungsphase wie eine gute Mutter oder ein guter Vater zu begegnen? Da die Erfahrung aus den Selbsterfahrungsworkshops und der Supervision zeigt, dass viele Psychotherapeut*innen nicht unbedingt über eigene, gesunde Elternmodelle aus ihrer Kindheit verfügen, folgen nun ein paar Anregungen und Vorschläge zu der zentralen Frage, was gute Elternschaft beinhaltet.

Die folgenden pädagogischen Prinzipien (angelehnt an Neuberger-Schmidt, 2014) sind eine Auswahl von möglichen Erziehungsleitsätzen, die wir als relevant für Schematherapeut*innen betrachten. Die pädagogischen Prinzipien sind dabei auf die Rolle und Haltung von Schematherapeut*innen übertragbar, vor allem wenn diese mit Patient*innen im Kindmodus arbeiten.

- Der zugewandte und authentische Umgang der Eltern mit dem Kind ermöglicht den Aufbau einer liebevollen Beziehung. Dabei gilt grundsätzlich, dass die Qualität der gemeinsam verbrachten Zeit mehr die Beziehung formt als die Menge der Zeit. Ein Mindestmaß an gemeinsam verbrachter Eltern-Kind-Zeit ist für die emotionale Verbundenheit aber eine Voraussetzung. In die Schematherapie übersetzt bedeutet dies, dass die Beziehungsqualität zwischen Therapeut*in und Patient*in von Anfang an ausschlaggebend ist und dass ferner eine kontinuierliche Arbeit im Kindmodus unabdingbar ist. Hierbei hilft der Einsatz der erlebnisaktivierenden Techniken wie Imaginationen oder Stuhldialoge (siehe Kap. 4.3 und 4.4).

- Eine wichtige Botschaft an ein Kind ist, dass es gleichwertig mit den Bezugspersonen, aber nicht gleichberechtigt ist. Das heißt, Kinder sollten nicht wie kleine Erwachsene behandelt werden, sondern von ihren Bezugspersonen altersgemäße Vorgaben erhalten und Entscheidungen abgenommen bekommen, sodass sie sich auch emotional sicher fühlen können. Ein Geborgenheitsgefühl entsteht nur im Rahmen einer haltgebenden, kompetenten Begleitung des Kindes, welches spürt, dass die Bezugspersonen die Verantwortung tragen. Grenzenlosigkeit und uneingeschränkte Freiheit überfordern Kinder: Ein kindgerechter Erziehungsstil ist das klare Bekenntnis zur elterlichen Führungsrolle und Verantwortung und gleichzeitig die Bewilligung eines altersadäquaten Entwicklungsfreiraumes. Elterliche Entscheidungen sind nicht immer leicht und müssen teils kontraintuitiv, nämlich schema-losgelöst, getroffen werden. Schematherapeutisch wären dies die Grundbedürfnisorientierung an Bindung, angemessenen Grenzen und Spielen. Werden diese Grundsätze langfristig nicht umgesetzt, kommt es bei dem Kind voraussichtlich zu den Schema-Ausprägungen „Grandiosität“ und „Ungenügende Selbstdisziplin“.

- Eine positive Vorbildfunktion können Eltern nur dann übernehmen, wenn sie selbst so handeln, wie sie es von ihren Kindern einfordern. Dazu gibt es einen schönen Satz von dem deutschen Komiker Karl Valentin (1882–1948): „Erziehung ist zwecklos, die Kinder machen den Erwachsenen ohnehin alles nach.“ Damit ist natürlich nicht gemeint, dass Eltern fehlerfreie Alleskönnende sein sollten oder könnten. Ganz im Gegenteil, der funktionale Umgang von Eltern mit eigenen Fehlern und Missgeschicken ist ein wichtiges Modell für die Kinder und deren spätere Entwicklung eines gesunden Erwachsenenmodus. Ferner fungieren Eltern als Trainer*innen beim Erwerb von Kompetenzen. Eltern sind also Vorbild als Inhaber*innen von Kompetenzen, die sich die Kinder dann abschauen können, und darüber hinaus sind sie auch beim Erwerb von Kompetenzen dem Kind stützende Begleiter*innen.

- Regeln und Rituale im Erziehungssystem sind eine sinnvolle Orientierungshilfe für das familiäre Zusammenleben. Rituale sind eine besonders wertvolle Art der Strukturhilfe für Kinder. Sich wiederholende, vertraute und damit vorhersagbare Abläufe befriedigen das Sicherheits- und Kontrollbedürfnis von Kindern. Das Regelsystem sollte dem Kind genügend Halt geben und gleichzeitig ausreichend Entfaltungsspielraum lassen. Ab dem Kleinkindalter brauchen Kinder altersgerechte Regeln durch die Eltern und das Festlegen von Konsequenzen bei Regelverstoß.
  Für den Fall, dass Regeln oder Absprachen nicht eingehalten werden, ist es wünschenswert, vorher mit dem Kind abgesprochene Folgen einzusetzen. Kinder sollten sowohl die Regeln als auch die Konsequenzen bei Regelverstoß inhaltlich nachvollziehen können. Auch in der Schematherapie sind Rituale und

Regeln nötig und von großer Hilfe. Rituale können sich zum Beispiel auf die Art des Sitzungsbeginns und das Ende der Sitzung beziehen wie ein Satz, den die Therapeut*innen immer zu Beginn der Stunde sagen: „Frau R., woran wollen Sie heute arbeiten?“, und ein Satz, den die Therapeut*innen sagen, wenn die Zeit sich dem Ende naht: „Frau O., für heute ist unsere Zeit in fünf Minuten zu Ende.“
Regeln sind auch für die Zeit zwischen den Sitzungen notwendig und müssen zu Beginn der Therapie mit den Patient*innen explizit vereinbart werden.
Dies betrifft zum Beispiel die Art des Krisenmanagements zwischen den Therapiestunden. In der Schematherapie ist es zulässig, dass Therapeut*innen ihren Patient*innen ihre Handynummer geben. Das Anrufen aufgrund einer Krise von Patient*innen sollte außerhalb der Sprechzeiten aber an feste Regeln gekoppelt sein.
Die Erfahrungen mit der Vergabe der Handynummer sind unter den Schematherapeut*innen gut. Oft ist es für die Patient*innen schon beruhigend und beziehungsstärkend, die Nummer ihrer Therapeut*innen zu haben, sie müssen dann kaum oder gar nicht davon Gebrauch machen. In den seltenen Fällen, in denen die Patient*innen unangemessen häufig oder bei geringen Problemen ihre Therapeut*innen anrufen, ist es hilfreich, die Problematik mit den Patient*innen in deren Modusmodell einzuordnen und eine neue Vereinbarung mit gegebenenfalls adaptierten Regeln mit ihnen zu besprechen.

Auch die Patient*innen benötigen Information über diese pädagogischen Prinzipien, um den angemessenen und hilfreichen Umgang mit ihren eigenen Kindmodi zu lernen. Dabei sind folgende Leitideen der Schematherapie hilfreich für die Psychoedukation mit Patient*innen:

- Kinder sind grundsätzlich liebenswert und wertvoll, unabhängig von Leistungsaspekten.
- Es gibt keine schlechten Kinder, nur unterschiedliche Wesensart und Temperamente.
- Kinder haben an ihrer emotionalen, körperlichen oder sexuellen Misshandlung niemals Schuld. Die volle Verantwortung dafür tragen immer die Bezugspersonen und/oder die Täter*innen. Psychische Probleme der Bezugspersonen/Täter*innen machen teils nachvollziehbar, warum es zu Misshandlung/Missbrauch kam. Das entschuldigt die Misshandlung/den Missbrauch aber niemals!
- Es ist Aufgabe der Eltern, sich Unterstützung oder professionelle Hilfe zu holen, wenn sie mit ihren Erziehungsaufgaben überfordert sind. Es ist nicht die

Aufgabe des Kindes, sich den Bedürfnissen der Eltern anzupassen und damit eigene Bedürfnisse hintanzustellen.

- Jeder Mensch und damit auch jedes Kind hat von Natur aus ein Set an emotionalen Grundbedürfnissen und ein Recht darauf, dass diese Bedürfnisse erfüllt werden.

- Generell sind alle Gefühle und alle Grundbedürfnisse in Ordnung.

- Bekommen Kinder ihre zentralen, emotionalen Grundbedürfnisse von ihren Bezugspersonen nicht erfüllt, können sie sich nicht gesund entwickeln. Es entstehen die Lebensfallen.

4.5.6 Arbeit am gesunden Erwachsenenmodus in der Beziehung zu Schematherapeut*innen

In der Therapiebeziehung lautet das Motto: *„Beziehen und Erziehen"*. Therapeut*innen sind in jedem Moment der Therapie Modell und Beziehungspartner*in zugleich genauso wie in einer Eltern-Kind-Beziehung auch. Dabei ist die positive Wertschätzung der Patient*innen und eine wohlwollende Verbundenheit mit ihnen ein wichtiger Grundstein. Patient*innen transformieren diese in persönliches Selbstwertgefühl und können ferner einen neuen Standard für die Qualität einer echten Beziehung kennenlernen. Die emotionale Intimität mit den Therapeut*innen kann den Patient*innen als innerer Bezugspunkt dienen. In der Therapiebeziehung können Patient*innen die Fähigkeit entwickeln, eine Beziehung, nämlich die mit ihren Therapeut*innen, zu formen und zu entwickeln und dabei auch das Vertrauen und möglicherweise die Bereitschaft, ähnlich gute Beziehungsmuster in der Zukunft außerhalb der Therapie aufzubauen. Schematherapeut*innen handeln dabei unbedingt in guter Absicht zum Wohle ihrer Patient*innen und sollten diesen dabei möglichst authentisch begegnen, das heißt als „Mensch aus Fleisch und Blut", ohne Maskierungen oder Machtdemonstrationen (zum Beispiel Diplome, Doktortitel, Auszeichnungen an der Wand aufgehängt), kein Wissen vorspielen, das sie nicht haben; die eigene Menschlichkeit und Verwundbarkeit nicht verbergen, sondern vielmehr sich selbst als Mensch „mit Ecken und Kanten" offenbaren. Weitere Ausführungen zur Therapiebeziehung siehe Kapitel 4.2.

4.5.7 Das Konzept der dosierten therapeutischen Selbstoffenbarung

Die wohldosierte Selbstoffenbarung von Therapeut*innen dient der Beziehungspflege und als Modell für gesundes, erwachsenes Verhalten. Die Selbstoffenbarung von Therapeut*innen ist ein komplexes und strittiges Thema in der Psychotherapie. In der Schematherapie wird sie von Therapeut*innen gewünscht und gezielt eingesetzt. Sie ist ein wesentliches Merkmal von Therapeut*innen in der Schematherapie. Dabei ist natürlich nicht gemeint, dass sich die Therapeut*innen wahllos innerlich entblößen oder auf Kosten der Patient*innen selbst entlasten sollten. Selbstoffenbarung sollte nur stattfinden, wenn die Enthüllung für die Patient*innen therapeutisch wertvoll ist.

Merke: Selbstoffenbarung von Therapeut*innen dann, wenn es die Therapie voranbringt, nicht aufgrund von Druck seitens der Patient*innen oder aufgrund der eigenen Bedürfnisse von Therapeut*innen.

Fallvignette Selbstoffenbarungsbeispiel „Süßigkeitensucht“ der Therapeutin bei einer Patientin, die ihre Nikotinsucht nicht beenden kann und sich deswegen minderwertig fühlt:

„Frau R., Sie haben 14 Tage nicht geraucht und nun wieder angefangen und ich merke, wie sich da Ihre Bewerter-Modi (innere Bewerter) *melden und Sie dafür angreifen. Wissen Sie, ich bin zwar schon immer Nichtraucherin, aber ich kenne das Thema ‚Rational weiß ich, dass es viel gesünder wäre aufzuhören, und dennoch mache ich weiter‘ auch. Dazu möchte ich Ihnen ein Beispiel aus meinem privaten Leben erzählen, einverstanden? Oft überkommt mich abends eine Gier auf Süßigkeiten* (Patientin kichert begeistert). *Ich will dann unbedingt etwas Süßes, und verspüre einen richtigen Heißhunger darauf. Je ungesünder die Süßigkeit, desto besser, zum Beispiel Schokolade, Gummibärchen oder Kekse. Wenn wir gar keine Süßigkeiten zu Hause haben und mich diese Gier überfällt, mache ich mir spät abends noch zwei Toastbrote mit dick Nutella. Ich kann mich dann nicht stoppen. Natürlich weiß ich, dass es besser wäre, dies zu unterlassen, und dass diese Mengen an Zucker auch sehr ungesund sind. Manchmal habe ich sogar schon meine Zähne geputzt. Hinterher denke ich dann: ‚Das ist echt ungesund, das musst du unbedingt lassen und dich besser zusammenreißen!‘“*

Mit dieser Selbstoffenbarung zeigt die Therapeutin ihre undisziplinierte Seite und begibt sich so auf Augenhöhe mit der Patientin als Mensch mit problematischen Modi. Die Patientin fühlt sich dadurch entlastet und kann nun ihrem abwertenden Bewertermodus gekräftigt entgegentreten mit der Botschaft: „Niemand ist perfekt und ich lasse mich von euch nicht länger so abwerten.“ Der Leidensdruck, mit dem Frau R. in die Therapiestunde kommt, ist vor allem ausgelöst durch die Aktivierung des Versagensschemas und dem aktivierten inneren Bewerter. Dass die Therapeutin die Patientin aus gesundheitlichen Gründen auch unterstützen möchte, das Rauchen zu beenden, ist in diesem Therapiemoment zweitrangig.

Irving Yalom betont die Wichtigkeit der Selbstoffenbarung von Therapeut*innen folgendermaßen:

> Ein Therapeut muss den Patienten vollständig erleben. Aber vollständiges Erleben des anderen erfordert, dass man sich dem anderen selbst öffnet; wenn man sich dem anderen auf eine offene und ehrliche Weise verpflichtet, erfährt man den anderen, wie dieser auf diese Verpflichtung reagiert. (...) Der wirksame Therapeut kann nicht distanziert, passiv und verborgen bleiben. Therapeutische Selbstoffenbarung ist ein integraler Bestandteil des therapeutischen Prozesses. Das übergreifende Ziel ist dabei die authentische Beziehung zu dem Patienten. (Yalom, 2010a, S. 476)

Die Einteilung einer therapeutischen Selbstoffenbarung in drei mögliche Varianten, wie sie Yalom (2010b) vornimmt, kann auch als Einteilung für Schematherapeut*innen hilfreich sein:

- *Therapeutische Offenbarung im Hier und Jetzt:* Das Mitteilen von Therapeut*innen ihrer unmittelbaren Hier-und-Jetzt-Gefühle den Patient*innen gegenüber, wie eigenes Abschweifen, Langweile, Ärger etc. im Kontext der Therapie, z. B.: *„Das macht einen Teil von mir ganz schön ärgerlich, wenn Sie so abwertend über die Therapie sprechen."*
- *Offenlegung des Mechanismus der Therapie:* Die Patient*innen darüber informieren, wie die Therapie funktioniert (zu Beginn generell und in spezifischen Therapiesituationen im Speziellen, z. B. warum emotionsaktivierende Arbeit mit Stühlen oder Imaginationen wichtig ist). Ferner Transparenz darüber, was die eigene Rolle als Therapeut*in in der Behandlung ist und was Patient*innen tun können, um den Prozess der Therapie zu erleichtern, ggf. Literatur wie Selbsthilfebücher den Patient*innen aushändigen, z. B.: *„Ich möchte mit Ihnen mal besprechen, wie es in unserer Therapie weitergehen kann, denn es ist ja wichtig, dass wir beide das in unserer Macht Stehende beitragen."*
- *Offenbarung des gegenwärtigen oder vergangenen Privatlebens von Therapeut*innen* (siehe Fallvignette Süßigkeitensucht der Therapeutin).

4.6 Aufbau und Training des GE-Modus: Wie wird man gesund erwachsen?

4.6.1 Stuhlübungen zum Training des GE-Modus

Stühledialoge sind für die Modusarbeit besonders effektiv und sollten daher zum Aufbau und Traning des gesunden Erwachsenenmodus unbedingt eingesetzt werden. Im Folgenden finden Sie konkrete Übungsbeispiele und Anleitungen dazu.

4.6.2 Drei-Schritt-Übung

Diese Stühleübung trainiert den GE-Modus durch Aufteilen des GE-Modus in drei Schritte. (Sie wird in ähnlicher Weise auch von Remco van der Wijngaart, Maastricht, gelehrt.) Drei wichtige Positionen des GE-Modus werden dabei auf drei verschiedene Stühle gesetzt, damit Patient*innen die Chance erhalten, jede Position einzeln zu üben. Das Aufteilen der Aufgaben des GE-Modus auf drei Schritte erleichtert den Patient*innen das Erlernen und das spätere Abrufen der GE-Aufgaben in Schema-Aktivierungssituationen.

Übungsanleitung:

Man benötigt für diese Stühleübung insgesamt vier Stühle. Einen Stuhl für den Kindmodus und gegenüber drei Stühle in einem Halbkreis aufgestellt für die drei Schritte des GE-Modus. Diese Stühleübung hat zwei Phasen:

Während der *ersten Phase* sitzt der*die Patient*in auf dem Kind-Stuhl und wird gebeten, mit dem aktuellen Gefühl in Kontakt zu gehen. Dabei ist es auch möglich, eine Aktivierungssituation aus der Vergangenheit aufzugreifen und Patient*innen zu bitten, sich nochmals in dieses Gefühl fallen zu lassen.

Erster Schritt: Der*die Therapeut*in setzt sich auf den ersten Stuhl, der die GE-Funktion der *Achtsamkeitshaltung* und der *Kontaktaufnahme* zu dem Kindmodus symbolisiert. Bildhaft gesprochen handelt es sich hier um den gesunden Erwachsenen, der sich einem Kind aufmerksam und interessiert zuwendet: *„Hallo kleine Bettina, ich nehme Kontakt zu dir auf und schaue, wie es dir geht. Wie fühlst du dich gerade?“* Nachdem der*die Patient*in in den Kontakt zu dem*der Therapeut*in gegangen ist und berichtet hat, was sie*ihn gerade bewegt, steht der*die Therapeut*in auf und setzt sich auf den zweiten, mittleren Stuhl der drei Stühle.

Zweiter Schritt: Dieser Stuhl steht dafür, das *aktuelle Gefühl konkret zu benennen* und auf das Modusmodell zu beziehen: *„Bettina, diesen inneren Zustand, den du mir eben beschrieben hast – um welches Gefühl handelt es sich genau?“* Auf dieser Position ist es die Aufgabe, innere Zustände einzuordnen und Gefühle benennen zu lernen. Hier geht es vor allem darum, Patient*innen zu helfen, das eigene Erleben zu versprachlichen und in ein Emotionsspektrum einzuordnen. Dabei ist es hilfreich, sich an den Basisemotionen zu orientieren, das heißt, es gilt abzuspüren, ob es sich um eine Emotion des Ärgerspektrums (genervt sein, Ärger, Wut, rasende Wut etc.), der Traurigkeit (verletzt sein, traurig, niedergeschlagen etc.) oder des Angstspektrums (ängstlich, Angst, Panik etc.) handelt. Danach wechselt der*die Therapeut*in auf den dritten Stuhl.

Dritter Schritt: Dieser steht für die *Versorgung des Grundbedürfnisses* und repräsentiert den Kern der Nachbeelterungshaltung: *„Liebe Bettina, was brauchst du, wenn du dich so fühlst? Wonach sehnst du dich jetzt? Was kann ich für dich tun?“* Hier lernt der*die Patient*in, die eigenen emotionalen Bedürfnisse wahrzunehmen, zu verbalisieren, und wird von dem*der Therapeut*in unterstützt, daraus einen konkreten Handlungsauftrag zu entwickeln, den Patient*in und Therapeut*in dann noch in der Sitzung oder der*die Patient*in allein bis zur nächsten Sitzung erfüllen kann.

In der *zweiten Phase* der Übung wird der*die Patient*in gebeten, selbst die drei Positionen des GE-Modus durchzuarbeiten. Zu Beginn spürt der*die Patient*in das Gefühl auf dem Kind-Stuhl, dann wechselt der*die Patient*in auf den ersten Stuhl der GE-Positionen. Anschließend arbeitet der*die Patient*in die drei GE-Schritte durch und übt dabei also zuerst, *Kontakt zum eigenen Kindmodus herzustellen* und diesen achtsam wahrzunehmen. Dann praktiziert der*die Patient*in die *Gefühlsbenennung* auf dem zweiten Stuhl und zuletzt die eigene *Grundbedürfnisversorgung* auf der dritten Position. Der *die Therapeut*in kann sich jeweils neben den GE-Stuhl setzen, auf dem der*die Patient*in gerade arbeitet und diese*n unterstützen, Hilfestellungen geben und soufflieren. Je öfter der*die Patient*in diese Übung praktiziert, desto sicherer wird er*sie in den GE-Schritten werden und desto mehr kann sich der*die Therapeut*in aus der aktiven Unterstützungshaltung zurückziehen. Mittelfristiges Ziel ist es, dass der*die Patient*in die Fähigkeit erlangt, diese drei GE-Schritte in den Alltag zu übersetzen. Die drei Schritte werden dann in einer durchgängigen innerlichen Bewegung abgegangen. Die Unterteilung der GE-Aufgaben in drei Schritte hilft Patient*innen in Schema-Aktivierungssituationen sich zu erinnern, dass es nun drei Dinge gibt, die es zu tun gilt. Die Aufteilung auf drei Stühle soll Patient*innen verdeutlichen, dass es sich um drei aufeinanderfolgende und aufeinander aufbauende Schritte handelt, die es systematisch zu gehen gilt. Das ist im „Schemaschmerz" leichter zugänglich und durchführbar, als ein allgemeines GE-Konzept abzurufen.

Der Leitfaden *Drei-Schritt-Übung zum Training des GE-Modus* findet sich im Anhang als Arbeitsblatt 7.

4.6.3 Stühletraining des GE-Modus durch Rollentausch

Zeigen oder berichten Patient*innen von einem maladaptiven Bewältigungsmodus, zum Beispiel einem starken Vermeidungsverhalten, ist das therapeutische Ziel, den Patient*innen aus diesem Modus herauszuhelfen und die negativen Konsequenzen dieses Modus mit ihnen zu erarbeiten. Dafür stellen die Therapeut*innen einen extra Stuhl für den maladaptiven Bewältigungsmodus auf und bitten ihre Patient*innen auf dem Stuhl zunächst, einmal voll in den Vermeidungsmodus hineinzugehen und diesen auszuspielen. Die Therapeut*innen nehmen gegenüber auf dem GE-Stuhl eine gesund erwachsene Haltung ein und bringen Gegenargumente gegen den Vermeidungsmodus. Dies kann ein paar Mal hin- und hergehen. Im zweiten Schritt leiten die Therapeut*innen einen Rollentausch ein und bitten ihre Patient*innen, mit ihnen Plätze zu tauschen, das heißt, nun sitzen die Patient*innen auf der GE-Seite und die Therapeut*innen spielen den maladaptiven Bewältigungsmodus weiter aus. Jetzt ist es die Aufgabe der Patient*innen, sich in die gesunde Seite hineinzufinden und eine starke Gegenposition zu dem Vermeidungsmodus zu entwickeln. Die Gegenposition zu dem von den Therapeut*innen gespielten Vermeidungsmodus einzunehmen, bringt eine humorvoll-spielerische Komponente in die Übung, die die Arbeit lebendig und kreativ macht. Die Patient*innen trainieren nun ihren GE-Modus im Dialog mit ihrem Vermeidungsmodus.

4.6.4 Übung zum Nein-Sagen/Stopp-Sagen

Abgrenzungsfähigkeit ist eine zentrale Fähigkeit des gesunden Erwachsenenmodus. Im Stühledialog kann diese gut eingeübt werden. Dabei sollen Patient*innen gegenüber ihrem inneren Bewerter oder einem maladaptiven Bewältigungsmodus die Abgrenzungsfähigkeit üben. Falls es eine Person aus dem Umfeld der Patient*innen gibt, gegen die Patient*innen Abgrenzungsfähigkeit gebrauchen können, ist es möglich, diese Person imaginär auf den Stuhl zu setzen.

Fallvignette Frau R.

Th.: „Frau R., diese Woche haben Sie Ihre strafenden Gedanken aus dem Bewertermodus wieder sehr gequält. Diese Stimmen setzen wir auf einen Stuhl und üben noch mal, denen Stopp zu sagen. Dazu stellen Sie sich am besten hin, dann sind Sie auch gleich ein gutes Stück größer als diese quälenden Bewerter und kommen gut in Ihre gesunde, erwachsene Seite hinein. (Patientin und Therapeutin stehen auf.) *Stellen Sie sich mit beiden Beinen fest auf den Boden, nehmen Sie eine aufrechte Haltung ein, Schulterblätter zusammen und sprechen Sie mit einer festen Stimme. Und nun sagen Sie den Bewertern, was Sie alles an denen ankotzt! Sagen Sie Nein zu deren Haltung und Nein zu deren Meinung."*

4.6.5 Stärkung des gesunden Erwachsenenmodus durch empathische Konfrontation

Die empathische Konfrontation von Patient*innen zur Grenzsetzung von dysfunktionalen und maladaptiven Modi ist enorm wichtig in der Arbeit an dem gesunden Erwachsenenmodus. Viele Therapeut*innen tun sich damit anfangs schwer, weil therapeutisches Verhalten oft vor allem mit Verständnis, Einfühlungsvermögen und Wärme in Verbindung gebracht wird. Wie in Abschnitt 4.5.5 beschrieben, sind diese wichtigen Qualitäten aber nur ein Pol der Nachbeelterungshaltung, denn gute Erziehungsfertigkeiten beinhalten am anderen Ende des Spektrums auch die Fähigkeit zur Grenzsetzung. Daher im Folgenden ein Leitfaden zur Grenzsetzung durch die empathische Konfrontation.

Leitfaden zum empathischen Konfrontieren in sechs Schritten

1) Schädliches Verhalten von Patient*innen identifizieren und diesen zurückmelden, den Patient*innen Feedback geben.

2) Den Patient*innen zurückmelden, was es in mir als Therapeut*in auslöst, wenn sie so handeln/sie in diesem Prozess zu begleiten: *„Ich habe Angst um Sie/bin in Sorge und merke, dieser Teilbereich macht mich ärgerlich und das möchte ich Ihnen zurückmelden."*

3) Einordnen der aktiven Modi in das Modusmodell und validieren des Bewältigungsmodus in seiner biografischen Bedeutung.

4) Was sind Auswirkungen auf andere bzw. die Nachteile des schädlichen Verhaltens? Auch für die Therapiebeziehung? Hier können Therapeut*innen ihr eigenes Erleben glaubwürdig einbringen.

5) Patient*innen bitten damit aufzuhören: *„Ich bitte Sie, alles dafür zu tun, das für Sie so schädliche Verhalten abzulegen. Ab sofort werde ich Sie daran erinnern, immer wenn das schädliche Verhalten auftritt, und Sie ermutigen, kleine Schritte in eine gesunde Richtung zu tun."*

6) Konsequenzen einführen für den Fall, dass sich nichts in eine gute Richtung bewegt. Kleinste Schritte sind gute Schritte. *„Was ist das Erste, das Sie tun?"* = alternatives, gesundes Verhalten planen.

Fallvignette empathische Konfrontation in sechs Schritten

Frau R. berichtet ausgiebig von ihrer homöopathischen Behandlung der Depressionen, stellt die Psychotherapie dabei in schlechtem Licht dar und entwertet die bisherige Arbeit.

Frau R.: „Na ja, jetzt komme ich schon drei Monate jede Woche zu Ihnen und getan hat sich nichts. Da hatte ich wirklich mehr erwartet und bin sehr enttäuscht. Und was sollen diese blöden Übungen die ganze Zeit?! Es muss einfach schneller gehen und deutlich besser im Alltag werden. Ich frage mich schon, ob jemand in Ihrem Alter die Expertise haben kann, um mir zu helfen. Sie sind ja ganz nett, aber bringen tut es doch nichts. Die homöopathischen Globuli helfen dagegen schon nach ein paar Stunden und ich muss diese komischen Übungen nicht zwischen den Sitzungen machen. Diese Woche geht es mir wirklich besser und das liegt sicher an den Globuli. Ich kann einfach nicht mehr warten."

Th.: „Frau R., es freut mich wirklich, dass es Ihnen diese Woche besser geht! Ich weiß ja von Ihnen, dass Sie schon lange mit den Stimmungstiefs kämpfen, und es ist natürlich verständlich, dass Sie schnell eine Besserung wünschen. Ich möchte Ihnen aber auch zurückmelden, was ich an Ihrem Gesagten schwierig finde. (Patientin seufzt genervt) *Sie haben gerade unsere psychotherapeutische Arbeit und damit auch Ihr und mein Engagement entwertet. Das finde ich nicht in Ordnung. Ich vermute, da sind Sie in den strafenden Bewertermodus gerutscht.* (Schritt 1). *Ich merke, dass es da eine Seite in mir gibt, die ärgerlich wird, wenn Sie so mit unserer Arbeit umgehen. Ein anderer Teil von mir ist auch in Sorge um Sie, weil ich weiß, dass Sie in eine Sackgasse laufen, wenn die strafenden Bewerterstimmen unsere Arbeit als erfolglos darstellen.* (Schritt 2) *Was würden Sie denn tun, wenn Sie nur auf diese Gedanken hören?"*

Frau R.: „Nicht mehr zur Therapie kommen."

Th.: „Ja, das denke ich auch. Sie können natürlich jederzeit eine solche Entscheidung treffen. Ich weiß aber auch, dass der innere Bewerter ein schlechter Berater ist, und ein Therapieabbruch wäre in diesem Kontext meiner Meinung nach der alte Vermeidungsmodus. Früher war dieser Fluchtimpuls ja enorm wichtig für Ihr psychisches Überleben, darüber haben wir ja bereits gesprochen (Frau R. nickt). *Von daher verstehe ich voll und ganz, dass Sie diesen Vermeidungsimpuls jetzt auch verspüren* (Schritt 3). *Letzte Woche kamen in der Stuhlarbeit sehr viele Gefühle zum Ausdruck, das war auch anstrengend für Sie. Was wären denn die Nachteile, wenn Sie jetzt die Therapie beenden?"* (Schritt 4a)

Frau R.: (überlegt) *„Dann stünde ich wieder ganz alleine da. Und ehrlich gesagt ging es mir in der Vergangenheit mit den Globuli ja auch nicht wirklich länger besser."*

Th.: „Hm, und was würde ein Therapieabbruch für unsere Beziehung bedeuten?" (Schritt 4b)

Frau R.: „ Äh ... (überlegt). *Ich schätze, ich würde uns keine Chance geben."*

Th.: „Ja, das sehe ich genauso. Was meinen Sie, in welchem Modus Sie jetzt gerade sind?

Frau R.: „Große Bettina?"

Th. (nickt und lächelt Patientin warm an): *„Ich würde es in jedem Fall besonders für die verletzbare Bettina sehr bedauern, wenn wir beide keine Chance hätten, eine langfristige Besserung Ihrer Beschwerden zu erarbeiten! Deshalb werde ich Sie auch in Zukunft darauf aufmerksam machen, wenn Sie wieder in den Bestrafermodus kommen und unsere Arbeit schlechtmachen. Bitte tun auch Sie alles dafür, die strafenden Bewerterstimmen zu stoppen, so wie wir es bereits geübt haben.* (Schritt 5) *Was ich allerdings nicht ändern kann, ist mein Lebensalter* (Therapeutin lacht verschmitzt). *Wie geht es Ihnen denn mit mir, wenn die kleine Bettina präsent ist, zum Beispiel in den Imaginationsübungen? Haben Sie da das Gefühl, dass ich die Kleine gut versorgen kann und genügend Erfahrung habe, um deren Bedürfnisse zu sehen und zu versorgen?"*

Frau R.: „Ja, auf jeden Fall. Da fühlt es sich an, als wären Sie wie eine warme Mutter, die ich mir immer gewünscht habe."

Th.: „Super, das ist nämlich sehr wichtig für den Erfolg der Schematherapie. Dann mache ich mir auch keine Gedanken, dass ich zu jung für Sie sein könnte! Was könnten Sie denn das nächste Mal tun, wenn die Bestraferstimmen wieder unsere Arbeit zerstören wollen?" (Schritt 6)

Frau R.: „Es Ihnen erzählen?"

Th.: „Perfekt, so machen wir es."

Handelt es sich bei den zu konfrontierenden Bewältigungsmodi um therapieschädliche oder für die Patient*innen (lebens-)bedrohliche Verhaltensweisen wie Suchtmittelkonsum, Suizidalität, Selbstverletzungen etc., wären die zu vereinbarenden Konsequenzen klarer und strikter anzusetzen. Dies kann bei anhaltendem Drogenkonsum zum Beispiel den Abbruch der ambulanten Therapie bedeuten oder bei schweren Selbstverletzungen und mangelnder Bündnisfähigkeit bei Suizidalität eine Unterbrechung der Therapie zur stationären Behandlung.

4.6.6 Imaginative Übungen zur Stärkung des GE-Modus

Imaginationsübungen sind gut geeignet und flexibel im Einsatz zum Training des GE-Modus. In inneren Bildern kann gesund erwachsenes Verhalten ausprobiert und einstudiert werden (siehe Abschnitt 4.6.7) und Ressourcen können aktiviert werden, die im therapeutischen Dialog den Patient*innen nicht zugänglich sind (siehe Abschnitt 4.6.9). Für die emotionale Grundbedürfnisversorgung des Kindes stehen alle gewünschten Mittel imaginativ zu Verfügung, die im therapeutischen Direktkontakt vielleicht nicht angeboten werden können wie Körperkontakt, das Ausführen von angenehmen Tätigkeiten wie Hobbys etc. (siehe Kap. 4.6).

4.6.7 Imaginative Probebühne für den GE-Modus

Diese Übung ist geeignet, um neues, gesundes Verhalten des GE-Modus in der Imagination auszuprobieren und zu trainieren. Dabei können sich Patient*innen auf ihrer inneren „Kinoleinwand oder Theaterbühne" ein aktuelles Problem vorstellen und dann neue Verhaltensweisen proben und dabei beobachten, was gut funktioniert und was weniger gut. Die funktionalen Ansätze können dann anschließend in der Vorstellung noch weiter verfeinert und eingeübt werden. Diese Übung nimmt etwa 10–20 Minuten in Anspruch.

Übungsanleitung:

Nehmen Sie nun eine bequeme Körperhaltung ein, lehnen Sie Ihren Rücken an die Stuhllehne an und stellen Sie beide Füße auf dem Boden auf, sodass Sie Bodenkontakt haben. Nun schließen

Sie die Augen und achten einen Moment auf Ihren Atem. Beobachten Sie Ihr Ein- und Ausatmen, diesen natürlichen Fluss, den Sie einfach geschehen lassen und beobachten können. Spüren Sie, wie Ihr Atem beim Ausatmen sanft durch die Nasenlöcher ausströmt. Geben Sie sich nun die Erlaubnis, sich einen Moment in Ruhe für diese Übung zu nehmen. Nun lassen Sie vor Ihrem inneren Auge das Bild oder die Szene von der Situation entstehen, die Ihnen schwerfällt und an der wir nun arbeiten werden. Bitte beschreiben Sie mir die Situation jetzt. Was sehen Sie? Was hören Sie? Was geschieht um Sie herum? Wer ist noch beteiligt? Wie fühlen Sie sich jetzt? Jetzt sehen Sie sich selbst im GE-Modus, also in Ihrer gesunden erwachsenen Seite. Wie sehen Sie als gesunder Erwachsener aus? Wenn es Ihnen schwerfällt, in den gesunden Erwachsenenmodus zu kommen, kann jederzeit eine helfende Person in die Situation dazukommen. Es sollte eine Person sein, die es wirklich gut mit Ihnen meint und die nötigen Fähigkeiten besitzt, um Ihnen zu helfen. Dies kann eine reale Person sein, zum Beispiel ein guter Freund*eine gute Freundin oder auch eine Phantasiegestalt. Werden Sie eins mit der inneren helfenden Person. Verändern Sie nun Ihre Reaktionen in ein gesundes erwachsenes Verhalten und schauen Sie, wie sich die Situation zum Positiven verändert. Wie reagiert die andere Person auf das, was Sie jetzt machen? Was können Sie noch tun oder sagen, um das Ergebnis in Ihrem Sinne zu verbessern? Falls es für Sie noch nicht ganz stimmig ist, können Sie nochmals zurückspulen und neu probieren. Wie verändert sich das Bild auf Ihrer inneren Probebühne? Wie fühlt sich das emotional und körperlich an? Welches neue, gesunde Verhalten testen Sie gerade? Funktioniert etwas gut, dann wiederholen Sie dies bitte ein paar Mal in Ihrem Bild, sodass es Ihnen immer natürlicher vorkommt.

Mit einem funktionaleren Verhalten der Patient*innen in der Imagination wird sich auch ihr Gefühl zum Positiven verändern, zum Beispiel tritt etwas Erleichterung, Kontrollgefühl oder Sicherheit ein. Dies ist dann ein guter Indikator, dass die Übung funktioniert hat. Dass die Patient*innen diese Veränderung bewusst bemerken, stärkt ihre Selbstwirksamkeitserwartung und wirkt ermutigend.

Es hat Sinn, diese Imaginationsübung als Audio-Memo aufzunehmen und den Patient*innen mitzugeben, sodass sie sich die Aufnahme noch mehrmals anhören können. So schleift sich das neue, funktionale Verhalten aus dem GE-Modus ein und fühlt sich mit der Zeit immer vertrauter an. Im zweiten Schritt ist es wichtig festzulegen, wann Patient*innen das neue Bewältigungsverhalten in ihrem Alltag ausprobieren werden. Therapeut*innen sollten stets mitverfolgen und nachfragen, wie es ihnen damit geht.

4.6.8 Imaginative Kontaktbrücke zwischen Kindmodus und GE-Modus

Diese Imaginationsübung stellt den positiven Kontakt zwischen gesunden Erwachsenenmodus und Kindmodus der Patient*innen her. Positive Interaktion zwischen den beiden Modi erleben die Menschen als beruhigend und befriedigend, sie stärkt die Ressourcen und den achtsamen Blick auf die eigene Gefühlswelt. Diese Übung eignet sich für jede Phase der Schematherapie, sie ist auch am Anfang einer Therapie gut nutzbar, um die eventuelle Hemmschwelle von Patient*innen gegenüber Imaginationen abzubauen. Diese Übung nimmt etwa 15–20 Minuten in Anspruch.

Übungsanleitung (angelehnt an Faßbinder, Schweiger & Jacob, 2016):

Nehmen Sie nun eine bequeme Körperhaltung ein, lehnen Sie Ihren Rücken an die Stuhllehne an und stellen Sie beide Füße auf dem Boden auf, sodass Sie Bodenkontakt haben. Nun schließen Sie Ihre Augen und achten einen Moment auf Ihren Atem. Beobachten Sie Ihr Ein- und Ausatmen, diesen natürlichen Fluss, den Sie einfach geschehen lassen und beobachten können. Spüren Sie, wie Ihr Atem beim Ausatmen sanft durch die Nasenlöcher ausströmt. Atmen Sie tief in den Bauch ein. Geben Sie sich die Erlaubnis, sich einen Moment der Ruhe für diese Übung zu nehmen. Lassen Sie nun vor Ihrem inneren Auge das Bild entstehen, wie Sie als Erwachsene*r auf einem Weg mitten in der Natur entlanggehen. Schauen Sie, was Sie um sich herum sehen, vielleicht sind Sie in den Dünen am Meer, spazieren am Strand, vielleicht sind Sie auf einer Waldlichtung oder auf einem breiten Pfad in den Bergen. Gestalten Sie die Naturszene so, dass es einem Ort entspricht, an dem Sie gerne sind. Sie gehen gemächlich diesen Weg entlang und spüren eine sanfte Windbrise auf Ihrer Haut, die Sonne wärmt Sie milde. Spüren Sie die Schritte, die Sie auf dem Boden machen, wie fühlen diese sich an? Sie können auch einen Moment innehalten, sich die Natur anschauen und sich bewusst entspannen und tief atmen. Der Weg vor Ihnen schlängelt sich nun um eine Kurve und Sie sehen, wie aus der Kurve ein kleines Kind Ihnen langsam entgegengelaufen kommt. Noch ist es in der Ferne, Sie sehen aber schon, dass es noch klein ist, ungefähr fünf oder sechs Jahre alt. Wie das kleine Mädchen*der kleine Junge näher gelaufen kommt, sehen Sie, dass es sich um Sie selbst als Kind handelt. Ihre große Person begegnet nun bald kleinen Person von früher. Was hat die Kleine*der Kleine an? Wie sieht sein*ihr Gesicht aus? Wie ist ihr*sein Gesichtsausdruck? Sie beide gehen sich nun langsam und freundlich entgegen und bleiben dann voreinander stehen, um sich in Ruhe zu begrüßen. Wie möchten Sie Ihre Kleine*Ihren Kleinen begrüßen? Möchten Sie etwas sagen? Entscheiden Sie nun, was Sie mit der Kleinen*dem Kleinen für die nächsten Minuten gemeinsam tun möchten. Gibt es etwas, das Sie zusammen spielen können? Oder möchten Sie sich zusammen hinsetzen und ein kleines Picknick machen? Was wünscht sich die Kleine*der Kleine? Sie sind in der Welt der inneren Vorstellungsbilder ganz frei und können diese Szene nun gestalten, wie es sich gut anfühlt und sie beide eine angenehme Zeit miteinander verbringen können. Was passiert in Ihrer Szene? Lassen Sie alle Anspannung los und genießen die Zeit mit Ihrer*Ihrem Kleinen. Wie fühlt sich das jetzt an? Schmücken Sie das innere Bild mit vielen Details. Was sehen Sie um sich herum, was hören Sie, was genau tun die kleine und die große Person zusammen? Dann wird es langsam wieder Zeit, für heute Abschied zu nehmen. Dies tun Sie nun. Wie verabschieden Sie sich? Möchten Sie sich noch für eine nächste Begegnung verabreden? Dieses Bild ist nun ein Teil von Ihnen, Sie können es innerlich wie einen Film speichern und immer, wenn Sie Kontakt zu der Kleinen*dem Kleinen möchten, können Sie diese Szene wieder aktivieren. Dann sehen Sie, wie der Kleine*die Kleine sich wieder von Ihnen entfernt, vielleicht winkt er*sie Ihnen noch einmal zu. Lassen Sie dieses Bild jetzt verblassen und kehren in Ihrem Tempo wieder ins Hier und Jetzt zurück in die Therapiesitzung. Dann öffnen Sie Ihre Augen.

Auch hier bietet es sich an, die Übung während der Ausführung mit den Patient*innen aufzunehmen und die Audiodatei ihnen dann nach Hause mitzugeben bzw. über Smartphone der Patient*innen, damit sie sich die Übung jederzeit anhören können. Sie können auch eine Hausaufgabe daraus ableiten.

4.6.9 Griff in die Schatzkiste: Imaginative Aktivierung von Hilfsfiguren

Diese Imaginationsübung dient zur Aktivierung der Patient*innenressourcen und ist vor allem für Patient*innen geeignet, die noch nicht genügend GE-Modus aufgebaut haben, um sich als gesunde*r Erwachsene*r selbst in der Imagination zu versorgen, weil sie damit jederzeit mithilfe ihrer Vorstellungswelt Zugang zu Hilfe und Entlastung haben.

Es aktiviert bereits implizit vorhandene Ressourcen der Patient*innen, bestärkt aber auch, neue Hilfsstrategien aufzubauen. Bei der „Ressourcen-Person" kann es sich um eine real existierende Person aus dem Leben der Patient*innen handeln, es kann aber auch eine erfundene Person oder Phantasiegestalt sein. Wichtig ist nur, dass diese Figur die Fähigkeit und den Willen hat, die Patient*innen in schwierigen Situationen zu stärken und zu unterstützen, ihnen Mut zu machen, zu trösten etc. Es sollte sich also um eine wohlwollende und kompetente Figur handeln.

Es bietet sich wieder an, die Übung während der Ausführung mit den Patient*innen aufzunehmen und die Audio-/Videodatei ihnen dann nach Hause mitzugeben bzw. über Smartphone der Patient*innen, sodass sie sich die Übung jederzeit anhören können. Sie können auch hier eine Hausaufgabe daraus ableiten.

Wenn es hilfreiche Botschaften oder Sätze der inneren Helferperson gibt, ist es wichtig, diese in der Nachbesprechung mit den Patient*innen explizit aufzuschreiben, zum Beispiel auf einer Karteikarte, und den Patient*innen mitzugeben. Hausaufgabe ist dann, dass sich die Patient*innen diese Botschaft jeden Tag durchlesen und sie später in schwierigen Situationen auf die Karteikarte zurückgreifen. So können hilfreiche Botschaften in den GE-Modus implementiert werden und dienen damit als gesundes Gegengewicht zu den toxischen Botschaften aus den inneren Bewertern. Diese Übung nimmt etwas 10–20 Minuten in Anspruch.

Übungsanleitung (angelehnt an Faßbinder et al., 2016):

Nehmen Sie nun eine bequeme Körperhaltung ein, lehnen Sie Ihren Rücken an und stellen beide Füße auf dem Boden auf, sodass Sie Bodenkontakt haben. Nun schließen Sie die Augen und achten einen Moment auf Ihren Atem. Beobachten Sie Ihr Ein- und Ausatmen, diesen natürlichen Fluss, den Sie einfach geschehen lassen und beobachten können. Spüren Sie, wie Ihr Atem beim Ausatmen sanft durch die Nasenlöcher ausströmt? Nun nehmen Sie Kontakt zu Ihrer inneren Hilfsfigur auf. Sehen Sie, wie er*sie die Szene betritt und an Ihre Seite kommt? Wie sieht Ihr*e Helfer*in aus? Was hat er*sie für einen Gesichtsausdruck? Woran erkennen Sie, dass er*sie wohlwollend mit Ihnen ist und kompetent helfen kann? Was brauchen Sie in dieser Situation? Wonach sehnen Sie sich jetzt gerade? Wie handelt Ihr*e Helfer*in nun, was geschieht in dem Bild? Gibt es eine Botschaft oder einen Satz Ihrer Hilfsfigur, die Ihnen hilft? Ihr*e Helfer*in unterstützt

Sie so lange, bis es sich für Sie leichter und angenehmer anfühlt, und bleibt an Ihrer Seite, bis Sie ohne ihn*sie wieder klarkommen. Die Hilfsfigur ist ein Teil von Ihnen, Sie können sie jederzeit wieder dazu holen, wenn Sie ihre Unterstützung wünschen. Wie fühlen Sie sich jetzt, wo Sie die Unterstützung Ihrer Hilfsfigur bekommen haben? Wo merken Sie den Unterschied im Vergleich zum Beginn der Übung?
Nun lassen Sie das Bild langsam verblassen und kehren ins Hier und Jetzt, in unsere Therapiesitzung, zurück.

4.6.10 Handwerkszeug zum Aufbau und Training des GE-Modus

4.6.10.1 Arbeitsblätter

Unsere Beispiele für Patient*innen-Arbeitsblätter 2 und 3 sind angelehnt an die Vorschläge von Fassbinder et al., 2011). Alle Arbeitsblätter befinden sich im Anhang.

Arbeitsblatt 1: *GE-Modus erkennen*
Arbeitsblatt 2: *GE-Werte und Ziele*
Arbeitsblatt 3: *Zeit im GE-Modus verbringen*
Arbeitsblatt 4: *Aufbau von Aktivitäten, die meinen GE-Modus stärken*
Arbeitsblatt 5: *Wochen-Modus-Protokoll*

Für weitere Anregungen zum schriftlichen Aufarbeiten und Begleiten einer Schematherapie empfehlen wir das Buch *Schematherapie – Dein Journal. Begleitbuch für die ambulante Schematherapie* (Adenauer & Schuchardt, 2024).

4.6.10.2 Verhaltensexperimente

Verhaltensexperimente sind für den Aufbau und das Training des GE-Modus ein wichtiges Hilfsmittel. In schwierigen Situationen können dabei alte, maladaptive Verhaltensstrategien unterbrochen und neue, funktionale Strategien des GE-Modus ausprobiert und trainiert werden. Für das Experiment begeben sich die Patient*innen bewusst in die schwierige Situation, in der sie üblicherweise das maladaptive Verhalten zeigen. Vorher wird mit ihren Therapeut*innen ein neues Verhalten aus dem GE-Modus vereinbart und genau geplant.

4.6.10.3 Selbstinstruktionskarten

Selbstinstruktionskarten (Flashcards) sind vielfältig einsetzbar und von großem therapeutischem Nutzen. Diese Karten können Karteikarten sein, Postkarten mit passenden Motiven oder kleine Pappkärtchen, die auch ins Portemonnaie passen. Auf die Karten schreiben die Patient*innen zum Beispiel positive Botschaften an sich selbst. Es können auch Karten für bestimmte schwierige Schema-Aktivierungssituationen oder spezifische Modi hergestellt werden. Ermutigende, wohlwollende Botschaften können auch als Audio-Flashcards zum Einsatz kommen. Dies hat den Vorteil, dass die Patient*innen entweder ihre eigene Stimme aus dem GE-Modus oder die Stimme ihrer Therapeut*innen zwischen den Sitzungen anhören und diese zur Selbstregulation nutzen können.

Fallvignette Frau O. zeigt Beispiele für Selbstinstruktionskarten für bestimmte Modi

Karte mit Botschaft an die strafenden Kritiker-/Antreiber-Modi: *„Ich höre nicht mehr auf euch, ihr Lügner! Von solch fiesen Miesmachern lasse ich mir mein Leben nicht kaputt machen!"*

Postkarte mit Baby-Lämmchen-Motiv an die kleine Maria (Kindmodus) zur Wahrnehmung von Grundbedürfnissen: *„Hey kleine Maria, wie fühlst du dich gerade? Ich bin da und versorge dich. Wonach sehnst du dich jetzt?"*

Selbstinstruktionskarte für bestimmte Situationen; in diesem Fall Angst im Kindmodus während einer Geburtstagsfeier: *„Ich sehe, dass es dir nicht gutgeht, und kümmere mich jetzt um dich. Ich bin für dich da. Hier kann dir nichts passieren, die Menschen hier sind Freunde von mir. Jetzt machen wir die tiefe Bauchatmung und dann schaue ich, wie ich dir weiterhelfen kann, um dich zu beruhigen."*

Selbstinstruktionskarte mit einer ermutigenden Botschaft: *„Du schaffst das, Maria! Gehe Schritt für Schritt in deinem Tempo, dann kommst du an dein Ziel."*

Lobkärtchen in der Größe einer Visitenkarte: Auf diesen bunten Kärtchen steht auf der Vorderseite ein Lob, zum Beispiel: *„Super"* oder *„Einfach klasse"*. Auf der Rückseite ist Platz für eine Notiz der „lobgebenden" Person. Diese Karten werden gerne in der Psychotherapie mit Kindern und in pädagogischen Einrichtungen verwendet. In der Schematherapie mit Erwachsenen können sie im Rahmen der Arbeit im Kindmodus und am GE-Modus auch zum Einsatz kommen. Die Patient*innen können die Kärtchen im Portemonnaie mittragen und jederzeit einen Blick darauf werfen, um sich die positive Anerkennungssituation aus der Therapie wieder in Erinnerung zu rufen.

4.6.10.4 Schema-Modus-Memo

Das Schema-Modus-Memo stellt die Verhaltensanalyse aus der Schema- und Modusperspektive dar. Dabei erhalten die Patient*innen folgendes Formblatt:

Arbeitsblatt 6: *Schema-Modus-Memo (siehe Anhang)*

Dieses wird zu Beginn gemeinsam mit den Therapeut*innen ausgefüllt, um die einzelnen Schritte zu erklären. Danach erhalten die Patient*innen die Aufgabe, Schema-Memos zu Hause auszufüllen, zum Beispiel jedes Mal, wenn sie zwischen den Sitzungen in eine Lebensfalle geraten sind. Wie beim Schema-Tagebuch gilt auch hier, dass das Reflektieren und Schreiben bereits als Emotionsregulativ wirkt.

Ein wesentlicher Wirkfaktor in der Psychotherapie scheint zu sein, implizit-emotionale Verarbeitungsprozesse mit explizit-kognitiven zu verbinden (Siegel, 2006). Durch die Versprachlichung komplexer, parallel aktivierter Prozesse „gerinnt" die fließende psychische Aktivierung gewissermaßen in besser bewusst verarbeitbare Symbolisierungen. Diese können dann kontextuell eingeordnet, bewertet und selektiv-erfahrungsbasiert beantwortet werden.

In der Kognitiven Therapie wird zu diesem Zweck das ABC-Schema (Beck, Rush, Shaw & Emery, 1979) bzw. die Spaltentechnik eingesetzt. Young hat für die Schematherapie diesen Ansatz um die biografische Dimension der Schema-Entstehung erweitert und die Spaltentechnik in ein Formblatt mit eingedruckten Satzanfängen transformiert (siehe Arbeitsblatt 6). Die Satzanfänge haben dabei Aufforderungscharakter und sollen helfen, die Widerstände beim Ausfüllen zu überwinden. Das Formblatt kann in einem zweiten Schritt im Modusmodell ausgefüllt werden (dann wird nur der aktivierte Kindmodus eingetragen) oder unter Einbeziehung der dahinterstehenden Schemata, soweit diese bekannt sind. Es hat vier Schritte, deren Überschriften hier im Vergleich zum Original von Young et al. (2005) etwas modifiziert wurden. Die vier Schritte sind:

1) Wahrnehmen und *Benennen* der aktuellen emotionalen Aktivierung und der Auslösesituation.
2) *Erkennen* des dahinterstehenden Kindmodus bzw. Schemas, der Schema-induzierenden biografischen Szene und des spontan aktivierten Bewältigungsmodus.
3) *Anerkennen,* dass dysfunktionale Bewertungen (innere Bewerter) zu dem Erleben beitragen und dass diese durch eine Neubewertung aus der Perspektive des gesunden Erwachsenenmodus korrigiert werden können, sowie idealerweise konkrete Beispiele dafür finden.
4) *Trennen* vom spontan aktivierten, maladaptiven Bewältigungsmodus und das *Einbrennen* (im Sinne von Üben) funktionalen Bewältigungsverhaltens.

Das Schema-Modus-Memo gibt den Patient*innen ein Werkzeug an die Hand, mit dem sie in Schema-Aktivierungssituationen aus den spontanen Handlungsimpulsen (das heißt den „Lebensfallen") aussteigen und in funktionales Bewältigungsverhalten wechseln können. Dies entspricht im Wesentlichen der Verhaltensanalyse in der Dialektisch-Behavioralen Therapie (DBT; Linehan, 1996) bzw. der Situationsanalyse im Cognitive Behavioral Analysis System of Psychotherapy (CBASP; McCullough, 2000). Es wird zunächst gemeinsam in der Therapiesitzung anhand einer konkreten Aktivierungssituation ausgefüllt. Später können die Patient*innen versuchen, auch zwischen den Sitzungen ihre Schema-Aktivierungssituationen auf diese Weise zu analysieren und funktional zu reagieren. Füllen die Patient*innen mehrere Schema-Modus-Memos aus, bemerken sie rasch, dass sich bestimmte Muster des Bewertens und Reagierens wiederholen. Dies gibt den Patient*innen das Gefühl, dass ihre Probleme überschaubar und systematisch angehbar sind. Das fördert den Kohärenzsinn (Antonovsky, 1997) und die Zuversicht auf einen erfolgreichen Verlauf der Therapie. Wenn die Patient*innen angefangen haben, eigenständig mit dem Schema-Modus-Memo kritische Situationen zu analysieren und gezielt zu bewältigen, ist in der Regel ein Durchbruch in der Therapie erzielt und es kann auf vierzehntägliche Sitzungsintervalle übergegangen werden, ohne dass sich die Patient*innen von den Therapeut*innen im Stich gelassen fühlen, denn sie haben mit dem Schema-Modus-Memo gewissermaßen ein „Übergangsobjekt“ (Winnicott, 1973) bei sich. Dieser Effekt kann durch Audio-Memos mit einer exemplarischen Analyse einer Situation in der Stunde unterstützt werden, die den Patient*innen eine individualisierte Bedienungsanleitung mit der Stimme ihrer Therapeut*innen mitgibt. Dadurch wird die Ablösung von den konkreten Therapeut*innenpersonen und deren Internalisierung gefördert.

4.6.10.5 Schema-Tagebuch

Ein Tagebuch zu schreiben, ist für Patient*innen generell eine hilfreiche Methode, um sich am Ende des Tages für einen Tagesrückblick Zeit zu nehmen, sich innerlich zu ordnen und Erlebnisse des Tages festzuhalten. Ein Schema-Tagebuch beinhaltet vor allem das schriftliche Fixieren der aktivierten Lebensfallen des Tages und den Umgang damit. Hier können Patient*innen üben, die erlebten Aktivierungssituationen mit dem dazugehörigen „Schemaschmerz“ in die „Schema-Sprache“ zu übersetzen und ihre Gedanken, Gefühle und Reaktionen den bekannten Modi des eigenen Modusmodells zuzuordnen. Dieses innerliche Sortieren wird den Patient*innen bereits während des Schreibens schon als Selbstregulationshilfe dienen und verbessert darüber hinaus ihre Fähigkeit, Lebensfallen frühzeitig zu „entlarven“ und daraufhin eine gesündere Bewältigungsreaktion auszuprobieren. Ein Schema-Tagebuch sollte für einen optimalen therapeutischen Effekt mindestens drei- bis viermal pro Woche und über mehrere Wochen hinweg geschrieben werden. Fällt das Patient*innen schwer, kann mit den Therapeut*innen eine Kurzform per Tabelle vereinbart werden. Generell gilt auch hier: Lebensfallen abzuschwächen ist auch eine Fleißarbeit. Der Lohn von weniger starkem „Schemaschmerz" lohnt die Mühe aber allemal!

Folgend ein Beispiel einer Schema-Tagebuch-Kurzform (siehe auch Anhang) anhand der Fallvignette Frau O.

Tabelle 6: *Frau O.s Schema-Tagebuch als Beispiel einer Woche*

Schema: 0–100 %	Misstrauen/ Missbrauch	Unzulänglich-keit/Scham	Versagen	Im Stich gelassen sein
Montag	10	20	50	10
Dienstag	5	10	30	5
Mittwoch	3	7	20	3
Donnerstag	1	2	0	2
Freitag	4	4	0	0
Samstag	4	2	5	0
Sonntag	4	2	5	5

In der Besprechung des Schema-Tagebuchs berichtet Frau O. von den Ereignissen, die zu den Schema-Aktivierungen führten, und wie sie diese reguliert hat. Dies ist in der Regel ein konstruktiver Sitzungseinstieg, bei dem Patient*in und Therapeut*in die Zeit zwischen den Sitzungen aus der Schema-Perspektive betrachten können.

4.6.10.6 Brief an den Kindmodus

Um den liebevollen und fürsorglichen Blick der Patient*innen auf den eigenen Kindmodus zu üben, ist es hilfreich, wenn die Patient*innen einen Brief an den Kindmodus schreiben. Die Patient*innen sollten dabei ermutigt werden, einen wertschätzenden und wohlwollenden Ton zu üben und der eigenen Kind-Seite mitzuteilen, was an ihm*ihr liebenswert und kostbar ist. Ein solcher Brief kann als Hausaufgabe aufgegeben werden und sollte dann Thema der nächsten Sitzung sein. Oft ist es für die Patient*innen anfangs ungewohnt und fremd, sich selbst gegenüber einen warmen Ton und die passenden, an ein Kind gerichteten Worte zu finden. In der Nachbesprechung gilt es, Formulierungen aus den inneren Bewertern in fordernder oder strafender Qualität zu identifizieren und beim Umformulieren behilflich zu sein. Diese Übung kann den Patient*innen verdeutlichen, um welche mütterliche/väterliche Qualität es in dem GE-Modus geht.

Fallvignette Frau R. Brief an den Kindmodus

Frau R. tat sich bei der erstmaligen Hausaufgabe des Briefes an ihre Kind-Seite sehr schwer und kehrte mit einem Brief in die nächste Sitzung zurück, der Vorwürfe an das Kind enthielt, die sie unbewusst aus dem inneren Bewerter heraus geschrieben hatte. Auch waren die Formulierungen aus dem GE-Modus von innerer Unsicherheit gezeichnet. Diese erste Version des Briefes wurde in der Stunde besprochen und die einzelnen Aussagen des Briefes in das Modusmodell der Patientin eingeordnet. Am Ende der Sitzung wurde die Hausaufgabe „Brief der großen Frau R. an die kleine Bettina" nochmals aufgegeben, denn nun war Frau R. klar, welche Modusverschiebungen aufgetreten waren. In der Therapiesitzung wurde ausführlich mit Frau R. besprochen, welche Botschaften der „kleinen Bettina" guttun würden, die Patientin hat mit Unterstützung der Therapeutin den Brief in Gedanken vorformuliert. Version 2 zeigt das Resultat der Wiederholungshausaufgabe, die die Patientin in die Folgesitzung mitgebracht hat.

Erste Version des Briefes:

„Liebe Bettina,
Ich weiß, dass ich mich in der Vergangenheit nicht gut um dich kümmern konnte, aber ich war einfach zu erschöpft und schwach und Du wolltest immer so viel. Ich kann so nicht auf Dich eingehen, aber in der Therapie ist mir klargeworden, dass ich Dich auch nicht übergehen sollte. Ich weiß nun, dass Du auch Bedürfnisse hast, aber ich weiß nicht, ob ich die erfüllen kann, weil Du dann immer mehr willst. Das ist hart für mich. Ich will aber versuchen, mich besser um Dich zu kümmern.
Liebe Grüße, Deine große Bettina"

Zweite Version des Briefes als Wiederholungshausaufgabe:

„Liebe kleine Bettina,
ich schreibe Dir heute, um Dir zu sagen, dass ich Dich sehr gerne mag. Ich finde, dass Du ein tolles, liebenswertes Mädchen bist. In der Therapie ist mir klargeworden, dass ich Dich lange vernachlässigt habe oder Dich einfach übergangen habe. Dafür möchte ich mich heute bei Dir entschuldigen. Das werde ich ab sofort anders machen, denn Du bist mir sehr wichtig. Ich weiß nun, dass Du mich brauchst, um Deine Bedürfnisse erfüllt zu bekommen, und ich helfe Dir gerne, denn dann geht es mir auch gut.
In der letzten Zeit hatte ich viel Stress und wir haben kaum was Schönes zusammen gemacht.
Wollen wir morgen einen Spaziergang zur Eisdiele machen und uns ein großes Eis kaufen?
Ich hab Dich lieb,
Deine große Bettina"

4.7 Phasen einer Schematherapie im Überblick

Die Angaben zu den Sitzungsnummern sind als grobe Orientierung gedacht, ausgegangen wird von einem Sitzungskontingent für eine Verhaltenstherapie im Rahmen einer deutschen Krankenkassenleistung von etwa 45–60 Therapiesitzungen. Die Phasen überlappen sich inhaltlich.

- *Initialer Beziehungsbeginn* (Aufbauen von authentischem emotionalen Kontakt, Beziehungsaufbau, Anamneseerhebung): Sitzung 1–5

- *Erheben von Schemata- und Modi-Konstellationen* (eventuell unter Einbeziehung von Schema- und/oder Modusfragebögen), Differenzierung dieser im Verlauf der Therapie: Sitzung 1–5

- *Psychoedukation* zu dem Grundbedürfnis- und Schema-Ansatz und gemeinsames Erstellen eines Modusmodells als Fallkonzeption der Patient*innen und Grundlage für die emotionsfokussierte Arbeit. Verbinden von Alltagssituationen mit der Fallkonzeption: Sitzung 4–7

- *Emotionsaktivierende Kerninterventionen* (Stühledialoge, Imaginationsarbeit und Beziehungsarbeit) zur Veränderung zentraler maladaptiver Schemata und Problemmodi: Sitzung 4–40, über die 35. Sitzung hinaus werden Stühle und Imaginationen zur Vertiefungsarbeit weiter angewendet, oft aber in verkürzter Form

- *Pattern Breaking:* Veränderungen von Gewohnheiten und dysfunktionalen Verhaltensmustern durch Übungen und kognitive Arbeit: Sitzung 9–50

- *Aufbau und Training des gesunden Erwachsenenmodus* zur verbesserten Selbstregulation, technisch auch zugehörig zur Phase der „Kerninterventionen", da ein Großteil dieses Trainings in den Imaginationen und Stühledialogen stattfindet: Sitzung 7–50

- *Stärkung der Autonomie der Patient*innen,* Patient*innen übernehmen zunehmend die GE-Rolle selbst: Sitzung 25–45, Vorbereiten des Therapieendes mindestens 10 Sitzungen vor Therapieende.

Erläuterung der Schematherapie-Phasen:

Wie aus der Angabe der Sitzungsnummern ersichtlich wird, überschneiden sich die Phasen inhaltlich, das heißt, in einer Therapiestunde wird zum Beispiel sowohl in Phase „Kerninterventionen" als auch „Pattern Breaking" gearbeitet werden. Die Einteilung in die unterschiedlichen Phasen wird hier als Orientierungsleitfaden für die Therapeut*innen aufgestellt und soll auch den Ablauf einer Schematherapie im Ganzen skizzieren. Inhaltlich ist die Schematherapie aber natürlich im Fluss und die Phasen werden sich immer inhaltlich überschneiden.

Zu Initialer Beziehungsbeginn: In den ersten Therapiesitzungen geht es vor allem um Vertrauensaufbau. Viele Patient*innen schämen sich für ihre Probleme und Symptome, fühlen sich mit diesen von der Umwelt allein gelassen, minderwertig, haben großen Leidensdruck und möglicherweise bereits negative Erfahrungen mit Psychotherapie gemacht. Besonders die Menschen mit einer Persönlichkeitsstörung haben oft bereits mehrere Psychotherapien und Klinikaufenthalte hinter sich und bringen teils große Ambivalenzen mit in die Behandlung. Es ist wichtig, einen kurzen Überblick über die schon gemachten Therapieerfahrungen von Patient*innen zu gewinnen und bei Schwierigkeiten festzuhalten, welche Elemente den Patient*innen in vorausgegangenen Behandlungen Schwierigkeiten gemacht haben. Hier bekommen Therapeut*innen bereits erste wichtige Hinweise zu möglichen Schema- und Modusausprägungen. In dieser Phase werden Patient*innen auf die strukturierenden Fragen der Schematherapeut*innen viel berichten und von ihren Therapeut*innen Wohlwollen und Verständnis erfahren. Erwartungen, Wünsche und Ziele für die Behandlung sollten zu Beginn der Behandlung explizit besprochen werden. Die Arbeit an dem gesunden Erwachsenenmodus beginnt schon früh in der Schematherapie. Bereits in der Anfangsphase des Beziehungsaufbaus und der Fallkonzeption wird das Konzept des GE-Modus eingeführt und die Therapeut*innen übernehmen das Modell und die Aufgaben eines*einer gesunden Erwachsenen in der Therapiebeziehung im Rahmen des Konzeptes der „begrenzten Nachbeelterung". In der Phase Psychoedukation werden später diese Anliegen und Ziele dann in Schema- und Modussprache übersetzt.

Zum Erheben von Schemata- und Modi-Konstellationen: Die Erhebung der Schemata und Modi von Patient*innen geschieht durch die klinische Beobachtung der Therapeut*innen, zum Beispiel im Auftreten der Patient*innen und nonverbalen Verhalten; den Einsatz von spezifischen Fragebögen (z. B. YSQ, Young; SMI, Lobbestael et al., 2010; ggf. auch mittels eines PC-Programms (siehe https://www.schematherapie-frankfurt.de/index.php/materialien/therapiematerialien/quest-software) und den Einbezug berichteter Lebensereignisse. Gute Hinweise für „Schema-Baustellen" bieten in der Regel der Blick auf die emotional bedeutsamen Beziehungen von Patient*innen, also Berichte über die Partnerschaft und deren Konflikte, den Umgang mit eigenen Eltern und gegebenenfalls eigenen Kindern oder über die Situation am Arbeitsplatz.

Zu Psychoedukation: Diese Phase ist für eine gelungene Schematherapie zentral, das heißt: Schematherapie kann nicht gelingen, wenn die Therapeut*innen versuchen, diese Phase zu überspringen oder abzukürzen. Zuerst gilt es, die Patient*innen über den Schema- und Modusansatz aufzuklären, sodass sie ein Verständnis bekommen, was ein Schema ist und wie es entsteht (Grundbedürfnisperspektive) und welche Schemata bei ihnen vorhanden sind (Beispiel siehe Transkript: Einführung des Schema-Konzeptes in Abschnitt 4.1.3). Ferner lernen Patient*innen in dieser Phase, was ein Modus ist und welche Seiten sie selbst haben. Das Modusmodell als Fallkonzept wird in gemeinsamer Arbeit von Therapeut*in und Patient*in erstellt und bildet die Grundlage für die gesamte Behandlung. Wir empfehlen das Erstellen des individuellen Modusmodells bzw. der Moduslandkarte auf einem großen Flipchart. Dieses Chart kann dann zu jeder Therapiestunde aufgestellt werden, sodass Patient*in und Therapeut*in sich jederzeit darauf beziehen können und die Fallkonzeption vor Augen haben. Zusätzlich ist es hilfreich, das Modusmodell auf einem DIN-A-4-Blatt den Patient*innen für zu Hause mitzugeben. Besitzen Patient*innen ein Smartphone, können sie die Moduslandkarte auf dem Flipchart auch abfotografieren und haben somit ihr eigenes Modell auch unterwegs für einen Orientierungsblick immer verfügbar. Dies ist besonders bei den jüngeren Patient*innen, die die meisten Alltagsfunktionen wie Wecker, Notizen, Erinnerungen, Fotos, Wetterdienst, Textnachrichten etc. über ihr Smartphone bedienen, sehr beliebt.

Zu emotionsaktivierende Kerninterventionen: Die konsequente Anwendung der erlebnisbasierten Interventionen in mindestens jeder zweiten Therapiestunde bildet das Herzstück der schematherapeutischen Behandlung. Für eine ausführliche Anleitung zu der Anwendung der einzelnen Techniken siehe Kapitel 4.3 und 4.4. In dieser Phase der Behandlung geht es darum, die maladaptiven Schemata, also die Lebensfallen der Patient*innen, abzuschwächen. Das Ziel ist dabei, dass die Schema-Aktivierungen im Leben der Patient*innen weniger häufig und weniger stark auftreten, von Patient*innen schneller identifiziert und dann gesünder reguliert werden können. Auf der Modusebene wird durch die Imagination der verletzbare Kindmodus gestärkt und in seinen Bedürfnissen versorgt, Trauma werden in etwas modifizierten Trauma-Imaginationen prozessiert. Durch das imaginative Überschreiben und die Stuhldialoge werden die strafenden Bewerter entmachtet und die Akzeptanz eigener Bedürfnisse und Emotionen konsolidiert. Patient*innen sollen in dieser Behandlungsphase zu Expert*innen im Umgang mit ihren eigenen Lebensfallen und Moduskonstellationen werden.

In der schematherapeutischen Supervision zeigt sich zu Beginn der Ausbildung häufig ein Zögern der Therapeut*innen, Imaginationen und Stühledialoge einzusetzen, oft mit dem Argument, es müsse erst eine vertrauensvolle Beziehung zu den Patient*innen aufgebaut sein. Das ist falsch. Gerade der Einsatz der emotionsaktivierenden Techniken stärkt die therapeutische Beziehung und sollte unbedingt von Anfang an Teil der Behandlung sein. In der Hauptphase der Therapie wird der GE-Modus in Form der emotionsaktivierenden Interventionen aufgebaut und trainiert. Das Erlernen der Techniken kann durch verschiedene Trainingsvideos unterstützt werden (https://www.schematherapie-frankfurt.de/index.php/materialien/videos/trainingsvideos).

Hausaufgaben zum GE-Training zwischen den Therapiesitzungen vertiefen neue Erfahrungen und tragen dazu bei, das gesunde Bewältigungsverhalten zu automatisieren. Im weiteren Therapieverlauf kann die Selbstregulationsfähigkeit des GE-Modus durch den Einsatz von Schema-Memos, Selbstinstruktionskarten, Schema-Tagebuch und Briefe an den Kindmodus vertieft trainiert werden (Beschreibung der Techniken siehe Kapitel 4.6.10 *Handwerkszeug zum Aufbau und Training des GE-Modus*).

Zu Pattern Breaking: Das Charakteristikum dieser Phase liegt sehr nahe an der klassischen Arbeit kognitiver Verhaltenstherapeut*innen. Hier geht es vor allem darum, Patient*innen zu helfen, aus dem maladaptiven Bewältigungsmodi auszusteigen und gesunde, erwachsene Strategien zu erlernen und einzuüben. Hierbei kommen alle bewährten kognitiv-behavioralen Techniken zum Einsatz, die Arbeit wird allerdings in den Schema- und Modusrahmen eingebettet. Das bedeutet zum Beispiel, dass die Patient*innen keine Verhaltensanalyse machen, um dysfunktionales Verhalten zu dokumentieren, mit Auslösern zu verbinden und neue Lösungsansätze auszuprobieren, sondern sie lernen, ein Schema-Modus-Memo (Anwendung eines Schema-Memos siehe Abschnitt 4.6.10.4) anzufertigen. Das Unterbrechen von maladaptiven Bewältigungsmodi geschieht im therapeutischen Dialog, in den emotionsaktivierenden Interventionen und auch als Hausaufgabe. Ein wichtiger Baustein ist dabei auch das Üben einer Achtsamkeitshaltung (siehe Abschnitt 4.5.3), die es erst ermöglicht, aus dem Strudel der automatisierten, alten Bewältigungsversuche auszusteigen und neue Strategien aus dem gesunden Erwachsenenmodus heraus zu üben. Falls im Laufe der Therapie Symptome wie z. B. ängstliches Vermeidungsverhalten, Zwänge, stoffgebundenes oder ungebundenes Suchtverhalten oder ein gestörtes Essverhalten fortbestehen, sollte das mit den bewährten verhaltensbezogenen VT-Strategien gezielt angegangen werden, da es sich häufig nicht durch eine Arbeit an den komplexen Bewältigungsmustern alleine auflöst. Diese Arbeit kann jedoch eine größere Einsicht in die biografischen Entstehungszusammenhänge und die Funktionalität der Symptome vermitteln, was die Compliance bei symptombezogenen Interventionen wie z. B. einer Exposition oder einem graduierten Verhaltensaufbau verbessert bzw. diese sogar erst möglich macht. Therapeut*in und Erwachsenenmodus bilden dann eine Allianz gegen die Symptomatik und die Patient*innen können sich durch funktionale Selbstinstruktionen in den Übungen besser halten.

Zu Aufbau und Training des GE-Modus: Für viele Patient*innen ist es anfangs schwierig, diesen Modus zu erleben und mit Leben zu füllen, das heißt, ihn mit gesunden erwachsenen Eigenschaften zu verbinden, mit einer persönlichen Wertematrix anzureichern und die Fähigkeit zur Emotionsregulation aufzubauen. Generell gilt: Je weniger ein Mensch über Erfahrungen der gesunden Beelterung und damit über positive Modelle einer zugewandten, liebevollen und haltgebenden Bezugsperson verfügt, desto weniger GE-Modus wird dieser Mensch in die Behandlung mitbringen. Fast alle Patient*innen mit einer Persönlichkeitsstörung haben zu Beginn der Therapie einen sehr schwachen oder manchmal sogar gar keinen GE-Modus zur Verfügung. Zur therapeutischen Arbeit an dem GE-Modus siehe Kapitel 4.5 und 4.6.

Zu Stärkung der Autonomie und Therapieende: Die anfängliche Phase der Nachbeelterung der Patient*innen durch ihre Therapeut*innen wird im Verlauf der Schematherapie immer mehr zurückgenommen und mit dem Aufbau des GE-Modus die Autonomie von Patient*innen gestärkt. Auch in den Imaginationsarbeiten und den Stühleübungen werden die Therapeut*innen sich nun immer mehr aus einer aktiven Versorger- und Unterstützerposition zurückziehen und die Patient*innen ermutigen, selbst diese GE-Funktionen in den Übungen zu trainieren. Hierbei können Therapeut*innen natürlich noch „coachen", das heißt, zum Beispiel in der Stühleübung den Patient*innen soufflieren und sie nonverbal unterstützen. Ziel dieser Phase ist es, dass die Patient*innen sich Stück für Stück von ihren Therapeut*innen lösen, was bedeutet, dass sie auf die Therapeut*innen zunehmend weniger angewiesen sind, wenn es um die Regulation starker Schema-Aktivierungen geht. Dieser Abschnitt verläuft analog dem Jugendalter eines Menschen: Die Eltern im Hintergrund wissend, zieht der*die Jugendliche aus, um sich zu probieren und es allein zu versuchen. Falls sie*er Hilfe braucht, stehen die Eltern weiterhin mit Rat und Tat zur Verfügung, sodass Fehlsteuerungen korrigiert werden können. Das Therapieende sollte rechtzeitig und gründlich vorbereitet werden, zum Beispiel durch Besprechung von Abschiedsritualen, Gestaltung der letzten Therapiestunde und Regeln für den Kontakt nach Beendigung der Therapie. Oft ist es ratsam, die Therapiesitzungsfrequenz im letzten Drittel zu reduzieren, damit den Patient*innen zwischen den Sitzungen genügend Zeit bleibt, Gelerntes zu üben und schwierige Aktivierungssituationen selbstständig zu regulieren.

Patient*innen haben nach der intensiven Beziehungszeit mit ihren Therapeut*innen teils das Bedürfnis, sich nach Ende der Behandlung noch melden zu dürfen, um zu berichten, wie es mit ihrem Leben weiterging, zum Beispiel in Form eines Briefes, einer E-Mail oder einer Postkarte. Gegen einen Kontakt nach Therapieende in einem angemessenen Rahmen spricht aus schematherapeutischer Sicht nichts, soweit sich Patient*in und Therapeut*in über den Rahmen einig sind. Natürlich gilt auch hier die allgemeingültige Regel nach Beendigung einer Therapie, dass regelmäßiger

Kontakt oder eine Freundschaft zwischen Ex-Patient*in und Therapeut*in nicht professionell sind. Sexueller Kontakt zwischen Patient*in und Therapeut*in ist während der Therapie strafrechtlich verboten und bis zwei Jahre nach Behandlungsende durch die Berufsordnung untersagt.

Empfehlungen zur Sitzungsfrequenz: Zu Beginn einer ambulanten Schematherapie wird in wöchentlichen Sitzungen gearbeitet und es überwiegt ein aktiv-fürsorgliches Verhalten der Therapeut*innen, das – analog zur Kindererziehung – ab der Mitte der geplanten Therapie schrittweise zurückgenommen wird, um die Eigeninitiative und Selbstwirksamkeit der Patient*innen dosiert zu fördern. Im letzten Drittel der Therapie kann auf 14-tägliche Intervalle umgestellt werden. Zwischen den Sitzungen sollen die Patient*innen die Aufnahmen der Stunden anhören bzw. ansehen. Bei schwierigen Verläufen kann für weitere ein bis zwei Jahre zur Stabilisierung in monatlichen Intervallen weitergearbeitet werden, sodass mit dem Budget einer Richtlinientherapie ein Behandlungszeitraum von drei bis vier Jahren abgedeckt werden kann.

Neben diesem ambulanten Einzelsetting wird Schematherapie inzwischen auch in Gruppen sowie im teil- und vollstationären Rahmen erfolgreich eingesetzt. Empirische Untersuchungen dazu laufen. Bei schweren und komorbiden Störungsbildern ist eine Kombination aus schematherapeutischer teil-/vollstationären Behandlung und einer anschließenden ambulanten Schematherapie optimal, aktuell in Deutschland aber noch schwer zu realisieren.

4.7.1 Übersicht über zentrale therapeutische Techniken in der Schematherapie

In Tabelle 7 finden Sie eine Übersicht über die zentralen Techniken der Schematherapie sowie einen Verweis, wo genau diese Technik im Buch beschrieben wird.

4.7.2 Leitfaden für eine typische Schematherapiesitzung

Dieser Leitfaden ist natürlich nur eine idealtypische Orientierungshilfe, denn ein wesentliches Merkmal der Schematherapie ist ja die hohe Flexibilität von Schematherapeut*innen. Die vorgeschlagene Stundenstruktur bezieht sich auf die Ar-

Tabelle 7: *Übersicht über zentrale therapeutische Techniken in der Schematherapie*

Limited Reparenting	Beschreibung in Kap. 4.2, 4.3.3, 5
Empathische Konfrontation	Beschreibung in Kap. 4.4.7, 4.6.5
Arbeit mit dem Schema- und Modusmodell	Beschreibung in Kap. 4.1
Imaginationsarbeit/Imagery Rescripting	Beschreibung in Kap. 4.3.1, 4.3.7
Modusarbeit mit Stühlen	Beschreibung in Kap. 4.4, 4.6.1, 4.6.3
Pattern Breaking mit kognitiven Methoden	Beschreibung in Kap. 4.7
Therapiebeziehung	Beschreibung in Kap. 4.2, 4.7

beitsphase einer Schematherapie ab der etwa siebten Stunde, wenn die probatorischen Sitzungen abgeschlossen sind und zumindest eine Grundlage des Modusmodells von Patient*innen als Fallkonzept mit ihnen erstellt wurde. Die Patient*innen kennen zu diesem Zeitpunkt also bereits das Schema-Konzept und sind vertraut mit dem Modusmodell.

Sitzungsbeginn: Die Sitzung beginnt mit dem Festlegen eines Sitzungsfokus, zum Beispiel mit der Frage: *„Woran wollen Sie heute arbeiten? Wo war es in der letzten Woche schwierig? Wo sind Sie möglicherweise in eine Lebensfalle getappt?“* Es ist im Sinne des Zeitmanagements nicht sinnvoll, dass Patient*innen alle Hochs und Tiefs aus der Zeit seit der letzten Sitzung berichten. Dies würde mindestens 20 Minuten oder mehr in Anspruch nehmen und ist in der Schematherapie nicht erwünscht, da darauf geachtet werden muss, dass genügend Zeit für die emotionsaktivierende Intervention verbleibt. Neigen Patient*innen dazu, ihren Therapeut*innen minutiös von der Woche erzählen zu wollen, jammern dabei oder klagen ausdauernd über ihre Symptome, werden diese Verhaltensweisen als maladaptiver (vermeidender) Bewältigungsmodi ins Modusmodell eingeordnet und unterbrochen. Für die folgende Stühlearbeit, Imaginationsübung oder Arbeit innerhalb der therapeutischen Beziehung sind ungefähr 35 Minuten empfehlenswert.

Sitzungsintervention: Ist nun mit den Patient*innen eine schwierige Situation/ ein schwieriges Gefühl oder Interaktionskonflikt ausgesucht (was nicht mehr als 5, höchstens 10 Minuten dauern sollte), bitten die Therapeut*innen ihre Patient*innen, diese Schema-Aktivierungssituation kurz zu beschreiben. Dies könnte zum Beispiel ein Konflikt mit der Partnerin*dem Partner, den eigenen Eltern, den Kindern oder eine Situation aus der Arbeit sein. Auch jetzt ist es nicht vorrangig, dass Patient*innen alle Details dieser Erfahrung berichten, lediglich den situativen Rahmen, die vorherrschenden Gefühle und die Reaktionen aus dem Umfeld sind entscheidend. Als Nächstes wird anhand der aktuellen Auslösesituation direkt in eine Imagination oder einen Stühledialog eingestiegen. Diese Intervention (wie in Kapitel 4.3 und 4.4 beschrieben) dauert in der Regel 25 bis 30 Minuten.

Abschluss der Sitzung: Der Rest der Therapiesitzung, also die letzten 10 bis 15 Minuten, werden darauf verwendet, aus der Stühleübung oder der Imaginationsübung eine Hausaufgabe abzuleiten (Beschreibung in Kapitel 4.3), sodass die emotionale Arbeit der Stunde auch nach der Sitzung noch wirken kann und aufgekommene Grundbedürfnisse von den Patient*innen versorgt werden können. Eventuell in der Intervention aufgetretene neue Inhalte, wie zum Beispiel eine weitere Qualität eines Modus, werden in das Modusmodell schriftlich aufgenommen. Diese kleine Nachbesprechung und Einordnung des Erlebten in das Modusmodell hilft den Patient*innen, sich in dem Teilemodell noch besser zu verstehen, und hat darüber hinaus auch eine emotionsregulative Funktion. Aufgegebene Hausaufgaben sollten in der Folgesitzung unbedingt kurz besprochen werden, um Erfolge oder Probleme damit herauszuarbeiten und die Compliance der Patient*innen zum Erledigen der Aufgaben aufrechtzuerhalten.

Diese Stundenstruktur wiederholt sich in der mittleren Therapiephase (ca. 7. bis 30. Sitzung) regelhaft. Es sollte am besten in jeder, mindestens aber in jeder zweiten Sitzung eine emotionsaktivierende Intervention, also zum Beispiel ein Stühledialog, eine Imagination oder die Bearbeitung der Therapiebeziehung, durchgeführt werden.

4.7.3 Schematherapeutische Krisenintervention

Während fast jeder Behandlung kommt es vereinzelt oder regelhaft zu krisenhaften Zusammenbrüchen von Patient*innen. Diese können schematherapeutisch aufgefangen werden. Im Folgenden wird ein Leitfaden für eine solche Krisensitzung skizziert.

Zu Beginn der Sitzung wird es immer darum gehen, nach einer bindungsorientierten, initialen Validierung des Erlebens von Patient*innen, die Krise in Modustermini zu fassen. Denn in einer Krise ist der GE-Modus erheblich geschwächt oder behindert, sodass die Impulskontrolle, die Emotionsregulation und die Selbstfürsorge der Patient*innen kaum verfügbar sind. Krisenintervention in der Schematherapie bedeutet, die verletzten Kindmodi zu beruhigen und zu trösten und ihnen mit einem expliziten Bindungsangebot beizustehen, zum Beispiel in Form einer Imaginations- oder Stühleübung. Oft erleben Patient*innen massive innere Spannungszustände, ohne eine Vorstellung zu haben, wodurch diese aversiven Gefühle ausgelöst worden sind. Dann entlastet die Einordnung der Krise ins Modusmodell die Patient*innen, weil die inneren Auslöser bekannt werden. Auf der Modusebene bedeutet das: „strafender Bewerter schießt scharf gegen den verletzbaren Kindmodus". In einem zweiten Schritt geht es darum, mit den Patient*innen zu überlegen, um welche Schema-Aktivierung es in der Krise geht, das heißt, in welcher Lebensfalle die Patient*innen in der aktuellen Krisensituation gefangen sind. Daraus wird klar, welche Qualität in dem gesunden Erwachsenenmodus der Patient*innen gestärkt werden sollte. Dazu ist es oft hilfreich, wenn Patient*in und Therapeut*in gemeinsam aufstehen und sich die Krisenkonstellation der Modi in der Stuhlaufstellung aus der Vogelperspektive anschauen. Dann fällt es leichter, die aktuelle Krise in die sonstigen Lebenserfahrungen der Patient*innen einzuordnen. Meist erkennen sie so rasch, dass es sich um ein schemabedingtes und wiederkehrendes Verhaltensmuster handelt. Dadurch erscheint die aktuelle Krise weniger dramatisch und es gelingt besser, Lösungsansätze gemeinsam zu entwickeln. Diese werden dann mit den Patient*innen in den Stühledialogen ausprobiert. Dies kann zum Beispiel heißen, dem Kind hilfreiche Botschaften aus dem GE-Modus zu sagen, um es zu beruhigen und den gesunden Erwachsenen handlungsfähig zu machen. Abschließend kann der glückliche Kindmodus der Patient*innen induziert werden, um sie zu unterstützen, in ein positives, leichteres oder kraftvolles Gefühl zu kommen. Dies ist zum Beispiel durch das Angebot von spielerischen Übungen (Musik, Witze erzählen, Tauziehen etc.) zum Ende der Sitzung möglich. Es geht im Sinne der Emotionsregulation um eine vertiefte emotionale Lösung aus den vorher vorhandenen aversiv erlebten Affekten im Kindmodus, die ja bereits in der Stühleübung versorgt wurden. Auch hier hilft die Analogie zu Kleinkindern den Prozess nachzuvollziehen. Denken Sie an ein wütendes oder trauriges Kleinkind: Wenn dieses Kind in seiner Traurigkeit Raum hatte, getröstest und gehalten wurde oder ein wütendes Kind Raum hatte, seinen Ärger angemessen auszudrücken, wird kein Kind ewig traurig oder wütend sein, sondern bald in einen Zustand des Spielens wechseln wollen. Der Wechsel in den glücklichen Kindmodus vollzieht sich in der Kindheit – nach der Versorgung der Grundbedürfnisse hinter den Emotionen – also von allein, die Patient*innen brauchen in diesem Schritt oft aktive Unterstützung und Anregungen über die Sitzung hinaus durch ihre Therapeut*innen.

4.8 Schwierige Therapiesituationen in der Schematherapie

An dieser Stelle sollen beispielhaft einige Schwierigkeiten und dazugehörige Lösungsansätze beschrieben werden, die in der Ausbildung und Supervision immer wieder Thema sind. Natürlich können nicht alle Problemsituationen erschöpfend erläutert werden. Für eine fundierte Fortbildung zum*zur Schematherapeut*in ist in jedem Fall eine videogestützte Supervision notwendig.

4.8.1 Patient*innen möchten keinen Stühledialog oder Imaginationen machen

Manche Patient*innen zeigen eine erhebliche Unlust, sich auf Stühledialoge einzulassen. Um ihnen den Zugang zu erleichtern, können zunächst Patient*in und Therapeut*in gemeinsam aufstehen und der*die Therapeut*in stellt die Stühle als eine Ausdifferenzierung des Modusmodells im Raum auf. Dann begibt er*sie sich hinter die Stühle und spricht den für den jeweiligen Stuhl passenden Text des Modus. Im nächsten Schritt können die Patient*innen diese Funktion übernehmen und sich erst später auf die Stühle setzen (was die emotionale Aktivierung verstärkt). Auch hier kann durch Variationen der Technik die emotionale Aktivierung fein reguliert werden, was die Arbeit für Patient*innen und Therapeut*innen angenehmer macht. Wenn sich die Patient*innen auf den jeweiligen Modusstuhl setzen, werden sie gebeten, sich voll und ganz in die Modusperspektive hineinzufühlen. Es hilft, wenn sich die Therapeut*innen dabei jeweils neben den entsprechenden Modusstuhl setzen oder knien und diesen sozusagen „anfeuern". Das trägt zur emotionalen Vertiefung der therapeutischen Arbeit bei. Auf dem Kind-Stuhl hilft auch das Schließen der Augen, um besser mit den hintergründigen Gefühlen in Kontakt zu kommen, oder die Frage, wo die Gefühle im Körper spürbar sind. Tun Sie alles, um die emotionale Aktivierung zu fördern. Wenn die Emotionen für die Patient*innen zu stark aktiviert sind und diese sich überflutet fühlen, stehen Sie gemeinsam auf und sprechen gegebenenfalls in der dritten Person über die Modi auf den Stühlen vor Ihnen und sofort werden die Emotionen schwächer. So haben Sie Kontrolle über die emotionale Dynamik und können den Prozess sicher führen (Details dazu bei Roediger, 2016).

Wenn Patient*innen sich weigern, Imaginationsübungen mitzumachen, kann das verschiedene Gründe haben. Ein möglicher Grund: Die Patient*innen haben noch nicht genügend Vertrauen in die Therapiebeziehung gefasst. Imaginationen mit geschlossenen Augen assoziieren viele Patient*innen mit Kontrollverlust, Willenlosigkeit und dem Gefühl des Ausgeliefertseins. Besonders Patient*innen mit dem Schema „Misstrauen/Missbrauch" können daher zu Beginn Schwierigkeiten haben, sich auf Imaginationsübungen einzulassen. Hilfreich kann dann eine kurze Erklärung zum Ablauf der Übung sein oder dem Angebot, die Augen zu Beginn offen zu lassen und lediglich auf einen festen Punkt zu richten. Oft funktioniert es auch gut, eine Art Testlauf mit den Patient*innen zu vereinbaren. Das bedeutet, dass Therapeut*innen den Patient*innen eine kurze „Probe-Imagination" von ca. 10 Minuten anbieten, in der die Patient*innen das Verfahren und ihren Zustand bei geschlossenen Augen kennenlernen können. Hier ist es dann gut, eine Ressourcen-Imagination anzuleiten (siehe zum Beispiel Abschnitt 4.6.8 *Kontaktbrücke*).

4.8.2 Patient*innen entwickeln keine inneren Bilder oder unpassende Bilder in der Imagination

Es kann auch vorkommen, dass Patient*innen zwar bereit sind, die Übung mitzumachen, dann aber auch nach längerer „Suche" gar keine inneren Bilder entwickeln oder keine Gefühle spürbar werden. Dann sind die Patient*innen entweder im Bereich der maladaptiven Bewältigungmodi, meist im distanzierten Beschützermodus (Vermeidung), oder sie sind nicht trancefähig, das heißt, sie können keine inneren Bilder entwickeln. Hierbei ist allerdings zu beachten, dass Trancefähigkeit normalverteilt ist (Bongartz & Bongartz, 2000), was bedeutet, dass 90 bis 95 % aller Menschen mit einer mittleren Hypnosefähigkeit ausreichend trancefähig sind für imaginative Arbeit, 1 bis 5 % sind sogar sehr trancefähig und entwickeln daher sehr lebendige Vorstellungsbilder und lediglich 1 bis 5 % sind generell nicht in der Lage, innere Bilder zu entwickeln. Mangelnde Trancefähigkeit wird also nur selten der Grund sein, warum die Übung mit Patient*innen nicht funktioniert. Wenden Therapeut*innen die Technik korrekt an und es mangelt dennoch an inneren Bildern oder dem emotionalen Zugang, wird es meistens daran liegen, dass die Patient*innen im Vermeidungsmodus stecken geblieben sind. Dann ist es hilfreich, die Patient*innen auf die Körperempfindungen fokussieren zu lassen und genügend Zeit zu geben.

Drängen Sie Ihre Patient*innen nicht! Erklären Sie ihnen lieber etwas suggestiv: *„Das Gehirn bzw. unser Assoziationsprozess bietet immer Bilder an. Das ist wie mit Träumen: Die kommen auch immer, wir erinnern sie nur am Morgen nicht. Schauen Sie einfach hin, was kommt, und sortieren Sie nichts aus. Was kommt denn jetzt für ein Bild?"* Steigen innere Bilder oder Szenen auf, ist ein zügiges Weiterarbeiten wichtig, damit die Patient*innen in der Emotion bleiben können. Ferner können externe Stimuli wie zum Beispiel Kindheitsfotos eingesetzt werden. Oft entwickeln sich bereits passende Gefühle, wenn irgendein Kindheitsbild herangezogen wird, zum Beispiel ein Klassen- oder Familienfoto.

Steigen bei den Patient*innen in der Imagination lediglich *unpassende Bilder* oder Szenen auf, wie zum Beispiel angenehme Erinnerungen (ein Kind ist allein im Kinderzimmer ins Puppenspiel versunken und fühlt sich ruhig; dahinter kommt später eine Traurigkeit über die innere Einsamkeit und das frustrierte Bindungsbedürfnis zum Vorschein) aus der Kindheit, handelt es sich in der Regel um Bilder, in denen Patient*innen im Bewältigungsmodus sind. In diesem Fall ist es hilfreich, die Szene zu explorieren mit dem Fokus, was dabei auf der Grundbedürfnisebene des Kindes fehlen könnte. Das Bild kann auch versuchsweise verändert werden, oft steigen die basalen Emotionen des Kindmodus dann in den Patient*innen auf.

4.8.3 Patient*innen nehmen psychotrope Medikamente ein

In der Schematherapie-Studie von Giesen-Bloo et al. (2006) wurde post hoc herausgefunden, dass diejenigen Patient*innen, die psychotrope Medikamente einnahmen, deutlich schlechtere Therapieeffekte aufwiesen als unmedizierte Patient*innen, obwohl sich die beiden Gruppen in allen anderen Maßen glichen. Dies liegt möglicherweise daran, dass die meisten psychotropen Medikamente emotionales Erleben (vor allem negatives) deutlich einschränken. Ohne eine genügende affektive Aktivierung sind die emotionsfokussierenden Interventionen der Schematherapie aber weniger wirkungsvoll. Die Überlegung von Therapeut*innen gemeinsam mit den Patient*innen, ob es möglich und vertretbar wäre, während der Behandlung auf die psychotropen Medikamente zu verzichten, ist also mit dem Verweis auf diese Studienergebnisse naheliegend.

4.8.4 Patient*innen sind im Schikane-/Angriffsmodus

Der Schikane-/Angriffsmodus ist eine Facette des maladaptiven Bewältigungsmodus der Überkompensation. Ziel ist, an dem Bewältigungsmodus vorbei zu den Gefühlen im Kindmodus vorzudringen. Gerade bei Modi mit aggressiver Qualität eignet sich hierzu der Einsatz von Stuhldialogen. Die Gefühle werden durch Stuhlübungen in der Regel zunächst intensiviert, indem die Patient*innen ihre Vorwürfe zu einem leeren Stuhl als ihrem Gegenüber aussprechen. Der therapeutische Prozess kann dadurch gesteuert bzw. die emotionale Aktivierung begrenzt werden, wenn Patient*in und Therapeut*in aufstehen und als gesunde erwachsene Personen auf die Szene wie auf einen Film schauen und in der dritten Person über die Personen auf den Stühlen vor ihnen sprechen.

Im Stehen werden die Patient*innen gefragt, in welchem Modus sie sind und welche Emotion dahintersteckt bzw. welches Bedürfnis ausgelebt wird. Entsprechend wird ein Stuhl für die wütende bzw. Selbstbehauptungsseite hinter den Angriffsmodus gestellt. Dann wird gefragt, wie das Gegenüber auf die Angriffe reagieren wird. In der Regel werden sich diese früher oder später abwenden, was durch ein Wegdrehen des Stuhles zum Ausdruck gebracht wird. An dieser Stelle kann der*die Therapeut*in im Sinne eines Generalisierungsversuches fragen: *„Passiert das Frau O. öfter, dass sich Menschen von ihr zurückziehen?“* Gegebenenfalls können Bezüge zu biografischen oder aktuellen Informationen herangezogen werden. Die Patient*innen antworten durch den größeren, emotionalen Abstand an dieser Stelle oft erstaunlich offen.

Der entscheidende Schritt folgt nun, indem der*die Therapeut*in auf das ebenfalls in Patient*innen im Hintergrund vorhandene Bindungsbedürfnis verweist und dafür einen zweiten Stuhl neben den Stuhl für die Selbstbehauptung bzw. den wütenden Kindmodus stellt. Dann bittet Therapeut*in Patient*in, sich mit Blick auf den weggedrehten Stuhl darauf Platz zu nehmen, setzt sich daneben und fragt den*die Patient*in: *„Und wie geht es dir, wenn du siehst, wie der Angriffsmodus andere Menschen immer wieder wegtreibt?“* Oft zeigt sich bei den Patient*innen an dieser Stelle der verletzbare Kindmodus, was dadurch erleichtert wird, dass die Therapeut*innen neben oder sogar leicht hinter den Patient*innen und damit außerhalb des Gesichtsfeldes sitzen. Diese Sitzposition mindert Schamgefühle. Gegebenenfalls werden Rechtfertigungstendenzen der Selbstbehauptungsseite zugeordnet und auf diesen Stuhl verwiesen und immer wieder nach der bindungsorientierten Seite gefragt. Sobald die Patient*innen in Kontakt mit der verletzbaren Seite sind, wird wieder gemeinsam aufgestanden und – nachdem beide emotionalen Pole wieder im Bewusstsein sind – nach einer ausbalancierten Lösung für die Ausgangssituation gesucht, die dann in einem Rollenspiel auf den Stühlen noch eingeübt werden kann.

4.8.5 Patient*innen verharren im distanzierten Beschützermodus (Vermeidung)

Die maladaptiven Bewältigungsmodi wie zum Beispiel den distanzierten Beschützer zu umgehen, um anschließend eine emotionsaktivierende Intervention durchführen zu können, ist häufig eine große Herausforderung in der Arbeit mit persönlichkeitsgestörten Patient*innen. Nicht selten wird im ersten Behandlungsdrittel und darüber hinaus der Arbeitsfokus auf der Reduzierung der maladaptiven

Bewältigungsmodi liegen und erst im Anschluss die Arbeit im Kindmodus möglich. Vermeidungsmodi können verschiedene Facetten haben (siehe dazu Abschnitt 4.1.6).

Ein Patient verharrt zum Beispiel im distanzierten Beschützermodus, weil er starke Angst (Kindmodus) hat. Dann muss man die Vorderbühne (Vermeidungsmodus) verlassen, die hintere Bühne betreten und den Kindmodus fragen, was er braucht, um sich selbstbewusster und zuversichtlicher zu fühlen. Dabei sollte man sich wiederum neben die Patient*innen setzen, um dadurch den distanzierten Beschützer auch physisch zu umgehen. Man kann beispielsweise fragen: *„Wovor fürchtest du dich genau? Was könnte schlimmstenfalls passieren? Hast du je schlechte Erfahrungen mit einer ähnlichen neuen Aufgabe gemacht?"* In den meisten Fällen werden auf Nachfrage störende Elternstimmen laut, die entmachtet werden können (siehe dazu Abschnitt 4.4.4). Hinterher wird der Kindmodus von dem gesunden Erwachsenenmodus beruhigt und unterstützt: *„Was könnte ich tun, damit Sie weniger ängstlich sind?"* Vergessen Sie bitte nicht, in Du-Form und kindgerecht zu sprechen, wenn Sie sich an einen Kindmodus wenden.

4.8.6 Der strafende/fordernde Bewerter ist aktiviert

Stuhlübungen eignen sich besonders gut zur Bearbeitung dysfunktionaler Bewerter. Es gilt zu beachten, dass es Modusvarianten mit besonderem Gefahrenpotenzial gibt wie zum Beispiel den strafenden Bewerter, der zu Selbstverletzungen und letztlich zum Suizid führen kann. Je strafender ein Bewerter, desto größer die Notwendigkeit, ihm entgegenzuwirken, indem man seinen Einfluss durch Reparenting und Stühledialoge auffängt. Wir müssen diesen Modusvarianten, bei denen es „um Leben und Tod" geht, entschieden und mit großem Nachdruck entgegentreten, ggf. auch in mehreren Sitzungen hintereinander. (*Entmachten der inneren Bewerter* auf Stühlen siehe Abschnitt 4.4.4).

4.8.7 Patient*innen entziehen sich im Modus des undisziplinierten Kindes der Übung

Therapiebehindernde Modi wie der Modus des undisziplinierten Kindes müssen bemerkt und empathisch konfrontiert werden (Anleitung zur emphatischen Konfrontation siehe Abschnitt 4.6.5).

Die Vereinbarung eines Experimentes kann ein erster Schritt zur Begrenzung des Modus sein: *„Ich weiß, dass es anstrengend ist, sich auf dieses Experiment einzulassen. Ich möchte Ihnen einen Vorschlag machen: Anstatt im Voraus zu argumentieren, probieren wir die Sache einfach mal aus und diskutieren später. Geben Sie mir 10 Minuten und danach schauen wir gemeinsam, ob die Übung etwas gebracht hat. Ich akzeptiere Ihre Bedenken, wenn Sie mit dem Ergebnis unzufrieden sind. Welchen ersten kleinen Schritt könnten Sie sich vorstellen?"* Der Gedanke dabei: Die Latte wird so niedrig gehängt, dass die Patient*innen nicht mehr darunter durchschlüpfen können!

4.8.8 Patient*innen haben anhaltend mangelnde Motivation

Aufgrund von Verstärkerbedingungen wie zum Beispiel sekundärer Krankheitsgewinn kann es bei Patient*innen zu einer anhaltend mangelnden Motivation kommen. Bleibt dieses Problem trotz des Modusverständnisses der Patient*innen vorhanden und es gelingt nicht, mit ihnen einen Behandlungsauftrag zu erarbeiten, wird auch eine Schematherapie keine Wirkung zeigen können. In diesem Fall können Therapeut*innen den kritischen Teil in ihnen auf einen Stuhl heraussetzen und als „kritische*r Therapeut*in" ihre Bedenken oder sogar ihre Unzufriedenheit mit dem Therapiefortschritt äußern. Dann setzt der*die Therapeut*in sich auf einen neuen Stuhl neben den*die Patient*in und fragt den*die Patien*in, welche Gefühle das in ihr*ihm bis in den Körper hinein auslöst. Danach wird aufgestanden und als „Beratungsteam" nebeneinander stehend nach einer möglichen Lösung gesucht. Durch die Aufteilung ist einerseits eine Konfrontation möglich, andererseits bleibt die empathische Beziehung im Nebeneinander-Sitzen oder -Stehen erhalten. Eine ausreichende Veränderungsmotivation ist, wie in jeder Therapieform, auch in der Schematherapie unverzichtbar. Anhand von Stuhldialogen lässt sich gut herausarbeiten, welche dysfunktionalen oder maladaptiven Modi einen Behandlungsfortschritt verhindern. Gemeinsam mit den Patient*innen muss dann überprüft werden, ob es eine generelle Bereitschaft gibt, an diesen therapieschädigenden Modi zu arbeiten.

4.8.9 Schwierigkeiten aufseiten von Therapeut*innen

Ein spezifisches Problem von Therapeut*innen in der Schematherapie stellt die Vermeidung dar, emotionsaktivierende Interventionen einzusetzen. Dies kann zum einen daran liegen, dass Therapeut*innen vorher überwiegend verbal gearbeitet haben– also gewohnheitsbedingt –, zum anderen aber auch an der Angst von Therapeut*innen, die intensiven Gefühle der Patient*innen nicht aushalten oder versorgen zu können. Oft äußern Therapeut*innen die Sorge, dass die Patient*innen in der Realität zu viel von ihnen fordern könnten, wenn sie sich während des imaginativen Überschreibens wie ein Elternersatz um die Patient*innen kümmern, also zum Beispiel diese zur Grundbedürfnisversorgung imaginativ adoptieren oder zu sich nach Hause mitnehmen. Die irrationale Befürchtung aus dem „schuldinduzierenden Bewerter" der Therapeut*innen ist dann, dass sie dieser Verantwortung auch im realen Leben nachkommen müssten. Manche Therapeut*innen befürchten, die Patient*innen könnten dauerhaft von ihnen emotional abhängig bleiben, und es könnte dann zu Schwierigkeiten bei der Therapiebeendigung kommen. Tatsächlich gibt es missbrauchte Patient*innen, die bis hin zu einer „Opfer-Täter-Umkehr" (Roediger, 2013) dazu neigen, die Zuwendung der Therapeut*innen „aufzusaugen", weil sie noch nie eine bessere Beziehung hatten und diese gerne behalten wollen und zum Beispiel gerne mit den Therapeut*innen befreundet wären. Eine solche Beziehungskonstellation muss dann auch empathisch konfrontiert werden, um die Patient*innen in ihrer gesunden Autonomieentwicklung zu unterstützen. Kinder haben aber grundsätzlich nicht nur ein Bindungsbedürfnis, sondern auch ein inhärentes Bedürfnis, autonom zu werden. Dies zeigt sich deutlich in der Trotzphase und später in der Pubertät. Diese Tendenzen gilt es auch in der Therapie zu fördern und manchmal auch einzufordern. Patient*innen haben nämlich neben ihren schemabedingt maladaptiven Seiten in vielen Lebensbereichen auch sehr funktionale Kompetenzen und Ressourcen. Diese gilt es auch in Schema-Aktivierungssituationen nutzbar zu machen, um die in den Menschen angelegte Individuationstendenz zu unterstützen, so wie sich gesunde Jugendliche auch von ihren Eltern ablösen wollen.

Darüber hinaus kann ein Mangel an Übung und eine damit verbundene Unsicherheit ein weiterer Grund für die Vermeidung von Therapeut*innen sein, emotionsfokussierende Techniken einzusetzen. Liegen aufseiten von Therapeut*innen Schwierigkeiten dieser Art vor, hilft die schematherapeutische Fallsupervision weiter, in der dann auch Schemata und dysfunktionale Modi von Therapeut*innen verstanden und bearbeitet werden können (Neumann et al., 2013).

5

Annahmen zur Wirkweise der Schematherapie – Therapeutische Basisfaktoren und Spezifika der Schematherapie

Welche Wirkfaktoren in der Psychotherapie allgemein zum Tragen kommen, ist noch nicht abschließend geklärt. Es wird aber davon ausgegangen, dass generell in allen Therapieverfahren gemeinsame Wirkfaktoren wirken (Wampold, 2001). Lambert (2013) stellt die Hypothese auf, dass diese gemeinsamen Wirkfaktoren bis zu 45 % der Erfolgsvarianz ausmachen können, dabei werden ca. 30 % durch die gemeinsamen Wirkfaktoren und ca.15 % durch den Placebo-Effekt einer positiven Änderungserwartung erreicht. Zu den gemeinsamen Wirkfaktoren können zählen: die *soziale Unterstützung*, die *Hoffnungsinduktion* und eine effektive *therapeutische Beziehung* (Frank & Frank, 1991). Etwas breiter gefasst können die therapeutischen Basisfaktoren aus unserer Erfahrung wie folgt beschrieben werden:

- Positive Beziehungsgestaltung
- Kompetent wirkende Therapeut*innen
- Ursachenklärung
- Hoffnungsinduktion
- Kontrollerwartung
- Besserungserwartung
- Allegianz (Überzeugtheit vom therapeutischen Verfahren) der Therapeut*innen.

Die therapeutische Umsetzung dieser Basisfaktoren geschieht im Kontext eines klaren Modells der Störungsentstehung und der störungsaufrechterhaltenden Bedingungen sowie für den jeweiligen Ansatz passenden Interventionen und

Techniken und einer schlüssigen Fall- und Therapiekonzeption. Die Umsetzung der Basisfaktoren sind für eine erfolgreiche Behandlung sicher notwendig, gerade für die Therapie von Patient*innen mit einer Persönlichkeitsstörung aber nicht hinreichend.

Die Schematherapie realisiert die allgemeinen Wirkfaktoren in konsequenter Weise: ein intensives Beziehungsangebot durch das Konzept des „Limited Reparenting", ein klares Ursachen- und Änderungsmodell durch den Schema- und Modusansatz, eine individualisierte Diagnostik (eigenes Schema- und Modusmodell für die jeweiligen Patient*innen) und der Einsatz emotionsaktivierender Techniken (Stühledialoge und Imaginationen). Die Schematherapiestudien, die die Wirksamkeit von Schematherapie bisher belegen, sind im ambulanten Therapiesetting erhoben (siehe Kap. 6.1) und beinhalten die von Jeffrey Young postulierten Kernelemente einer Schematherapie (siehe das Drei-Säulen-Modell in Abb. 6).

6

Schematherapie im Dialog

6.1 Dialog mit der Wissenschaft: Wirksamkeitsbelege

Empirische Bestätigungen für die Schematherapie gibt es sowohl für die Basiskonzepte der Schematherapie (Schemata, Bewältigungsstile und Modi) als auch für die Wirksamkeit unter sogenannten optimalen, kontrollierten Bedingungen im Sinne von „efficacy" und unter den Bedingungen alltäglicher Versorgungspraxis („effectiveness"). Insgesamt sind Forschungsergebnisse zur empirischen Absicherung der Schematherapie durchaus ermutigend, es liegen bisher aber noch zu wenig hochwertige Studien vor. Die von Young erarbeiteten Schemata haben sich empirisch bei Menschen aus verschiedenen Kulturkreisen beobachten lassen, sodass diese als universelle menschliche Lebensthemen gelten können. Dies wird dadurch unterstrichen, dass sich diese Schemata weitgehend identisch bei klinischen wie nichtklinischen Stichproben auffinden lassen. Insgesamt sind die Befunde zur psychometrischen wie auch zur Konstruktvalidität der Young-Schemata als zufriedenstellend bis gut zu bezeichnen (zum Beispiel Oei & Baranoff, 2007). Eine Untersuchung zum Moduskonzept im deutschsprachigen Raum von Reiss et al. (2014) konnte in einer gemischten Stichprobe aus gesunden und psychiatrischen Patient*innen mit Achse-I- und -II-Diagnosen die 14 postulierten Modi (Tab. 4) nachweisen, wobei die beobachteten Zusammenhänge zwischen den Modi und klinischen Diagnosen ebenfalls in die erwarteten Richtungen wiesen.

Im Bereich der Forensik wurde in Holland eine randomisierte, kontrollierte Studie mit 103 forensischen Patient*innen aus acht forensischen Kliniken mit drei Jahren Schematherapie im Vergleich zum Setting-üblichen TAU durchgeführt (Bernstein et al., 2021). Eingewiesen wurden die Patient*innen wegen Gewaltverbrechen (54 %) und Sexualdelikten (26 %), 60 % erfüllten die Kriterien für eine antisoziale, 21 % für eine narzisstische, 17 % für eine Borderline-Persönlichkeitsstörung. Schematherapie zeigte sich überlegen bei den Veränderungen der Schemata, der Ausprägung der Persönlichkeitsstörungen sowie einer schnelleren Besserung, was zu einer rascheren Entlassung in die Bewährung und damit zu einer Kostenersparnis führte.

Weitere Forschungsvorhaben befassen sich mit der Anwendung von Schematherapie mit Essstörungen (Simpson et al., 2010) und mit Schematherapie bei KVT-therapieresistenten Zwangsstörungen (Gross et al., 2012; Thiel et al., 2016). In einer randomisierten, kontrollierten Studie (Carter, McIntosh, Jordan, Porter,

Frampton & Joyce, 2013) in Neuseeland mit 100 Patient*innen mit Major Depression waren Schematherapie und Kognitive Verhaltenstherapie etwa gleich wirksam.

Bei Patient*innen mit einer Borderline-Persönlichkeitsstörung war in der Studie von Giesen-Bloo et al. (2006) im Einzelsetting die Schematherapie der Übertragungsfokussierten Therapie bezüglich der Symptommaße und der Abbruchquote überlegen. Van Asselt et al. (2008) konnten zeigen, dass die dreijährige schematherapeutische Behandlung auch im Kosten-Nutzen-Verhältnis signifikant besser abschnitt. In einer Studie von Farrell, Shaw und Webber (2009) war eine zusätzliche Schematherapiegruppe mit einem speziellen Ansatz (Farrell & Shaw, 2013) Gruppensetting als add on zu einem „treatment as usual" zu deutlich besseren Ergebnissen gekommen. Nadort et al. (2009) konnten in einer Implementierungsstudie mit durchschnittlich ca. 70 Sitzungen, was dem Umfang einer Richtlinienlangzeittherapie entspricht, eine Effektstärke von 1,55 erzielen.

Darüber hinaus erwies sich Schematherapie bei anderen Persönlichkeitsstörungen (narzisstisch, paranoid, histrionisch, ängstlich, vermeidend) als wirksam (Gude & Hoffart, 2008; (Bamelis, Evers, Spinhoven & Arntz, 2014). In der „Cluster-C-Studie" von Bamelis et al. (2014) wurde bei 323 Patient*innen mit abhängigen, vermeidenden, zwanghaften, histrionischen, narzisstischen und paranoiden Persönlichkeitsstörungen in einem ambulanten Setting eine standardisierte Schematherapie mit insgesamt 50 Sitzungen über zwei Jahre durchgeführt. Bei einem Follow-up ein Jahr nach Therapieende zeigte sich die Schematherapie bei allen Persönlichkeitsstörungen mit einer durchschnittlichen Effektstärke von 1,76 sowohl einem intensiven, unbegrenzten „treatment as usual" (1,1) als auch drei Gruppen mit klärungsorientierter Therapie nach Sachse (2008) mit unbegrenzter Sitzungszahl (1,27 – alle Effektstärken als Cohen's d) als überlegen. Eine Multicenter-Pilotstudie zu schematherapeutischer Gruppentherapie mit 137 Cluster-C-Persönlichkeitsstörungen zeigte signifikante Symptomverbesserungen mit hohen Effektstärken insbesondere in der Gruppe der Patient*innen mit ängstlich-vermeidender PS (Wibbelink et al., 2023).

In der Behandlung des Substanzmissbrauches waren jedoch in zwei randomisierten, kontrollierten Studien die störungsspezifischen Therapieangebote effektiver als eine suchtadaptierte Form der Schematherapie (die sog. „dual focus schema therapy"). Dabei wurde aber nicht mit dem aktuellen Modusmodell gearbeit (Ball, 1998).

Die Technik des imaginativen Überschreibens von traumatischen Kindheitserinnerungen wurde zum Beispiel in der randomisierten, kontrollierten internationalen (Deutschland, Niederlande, Australien) Mulitcenter-Studie untersucht: Hier wurde die Behandlung von Kindheitstraumata und daraus folgende Posttraumatische Belastungsstörung im Erwachsenenalter einmal mit EMDR und einmal mit der schematherapeutischen Technik des imaginativen Überschreibens (Imagery Rescripting nach Protokoll von Arntz & Weertmann, 1999) verglichen. Die Anwendung der exponierenden Methoden erfolgte ohne vorherige Stabilisierungsphase. PTBS-Symptome nahmen in beiden Gruppen signifikant ab: ImRs (d = 1.72) und EMDR (d = 1,73) acht Wochen nach Behandlungsende; es gab keinen signifikanten Unterschied zwischen den beiden Methoden, d. h., beide Methoden erwiesen sich als sehr wirksame Methoden in der exponierenden Behandlung von PTBS-Symptomen, deren Ursprung in der Kindheit liegt. Ebenfalls reduziert wurden andere Symptome wie Depression, Dissoziation und traumbezogene Kognitionen. Die insgesamt niedrige Dropout-Rate von 7,7 % zeigt, dass die Studienteilnehmer*innen die emotionsaktivierenden Methoden gut toleriert haben. Der Wegfall der prolongierten Exposition reduziert die Aversität gegenüber der Methode bei Patient*in und Therapeut*in.

Das Konzept zum gesunden Erwachsenenmodus wurde in den letzten Jahren auch untersucht. So zeigte z. B. die Studie von Yakin, Grasmann und Arntz (2020), dass Veränderungen im gesunden Erwachsenenmodus (und im verletzbaren Kindmodus) die psychopathologische Belastung und das Funktionsniveau der Persönlichkeit zu einem späteren Zeitpunkt vorhersagen (Yakin et al., 2020) und die Stärkung des GE aus schematherapeutischer Sicht das zentrale Konzept zur Verbesserung des Funktionsniveaus der Persönlichkeit und zur Reduktion von Psychopathologie ist. Schematherapeutische Emotionsregulation ist dabei gekennzeichnet durch die Reduktion von Selbstkritik und das wohlwollend-tröstende Versorgen der emotionalen Seite (Stromberg & Zickenheiner, 2021).

Schematherapie und Dialektisch-Behaviorale Therapie: Zum Zeitpunkt der Veröffentlichung dieses Buches befanden sich die Ergebnisse einer randomisierten, kontrollierten Vergleichsstudie mit einem kombinierten Setting mit einem Schematherapie- und einem dialektisch-verhaltenstherapeutischen (DBT) Arm noch in der Publikation. 164 Menschen mit einer schweren Borderline-Persönlichkeitsstörung wurden über 1,5 Jahre in beiden Armen mit einer Einzel- und einer Gruppensitzung wöchentlich behandelt. Das Studiendesign ist publiziert (Faßbinder et al., 2018), die entsprechende Publikation eingereicht. Von der Studienleiterin wissen wir, dass es keine wesentlichen Unterschiede in den Behandlungsergebnissen gab. Auch nicht beim nicht-suizidalen selbstverletzenden Verhalten oder der Suizidalität. Sowohl Schematherapie als auch DBT scheinen also geeignet zu sein, um Menschen mit einer schweren Borderline-Störung zu behandeln.

6.2 Dialog mit anderen Konzepten

Eine Schematherapie führt einerseits zu einem biografischen, den Konzepten der Bindungsstörungen nahestehenden, Störungsverständnis. Andererseits ist die

Schematherapie durch eine emotionale Bearbeitungstiefe – wie in der Gestalttherapie – eingebunden in eine intensive therapeutische Beziehung – wie in psychodynamischen Therapien – und mit der Handlungsorientierung der Verhaltenstherapie charakterisiert. Zum einen erfüllt die Schematherapie damit die Anforderungen von Klaus Grawe (Grawe, Donati & Bernauer, 1994) an eine „allgemeine Psychotherapie" mit der Verbindung von Lage- und Handlungsorientierung (siehe Kap. 5), zum anderen finden viele Therapeut*innen, die über den „Tellerrand" ihrer Therapieausbildung hinaus schauen möchten, im Vorgehen der Schematherapie eine gute Erweiterung.

Es gilt auf die Teile des komplexen Schematherapieansatzes zu schauen, die man in seinem bisherigen Vorgehen noch *nicht* integriert hatte, die sozusagen komplementär zum eigenen Arbeiten sind. Das sind für psychodynamisch ausgebildete Kolleg*innen die Techniken, für die verhaltenstherapeutisch geschulten die biografische Orientierung sowie die Beziehungsgestaltung und für die Gestalttherapeut*innen der klare Bezug zu dem Modell.

Zusammenfassend betrachtet, bewegt sich die Schematherapie zwischen den beiden großen Therapieschulen (psychodynamische Therapie und Verhaltenstherapie). Da die Schematherapie individuumszentriert entwickelt wurde, bestehen die geringsten Überschneidungen mit den systemischen Therapien, auch wenn inzwischen im Sinne einer interpersonalen Schematherapie (Roediger, Simeone-DiFrancesco & Stevens, 2015) ein beziehungsorientiertes Schematherapiemodell entwickelt wurde. Dieses basiert aber letztlich auf der dyadischen Interaktion zweier Individuen und ist nicht auf die Interaktionen in einem komplexeren System übertragbar. Die Schematherapie stellt eine integrative und evidenzbasierte Anwendung von Psychotherapie dar. Eingebettet in einen verhaltenstherapeutischen Gesamtbehandlungsplan kann sie auch im Rahmen einer Richtlinientherapie angewendet werden (Köhler & Grünwald, 2010). Dies ist im Rahmen einer psychodynamischen Antragstellung bisher nicht möglich. Dem Schematherapieansatz dürfte von psychodynamischer Seite der strukturelle Ansatz von Rudolf (2006) am nächsten kommen. Das praktische Vorgehen nähert sich dabei erstaunlich weit an, aber die unterschiedlichen Terminologien bzw. Epistemologien sind ohne „Übersetzungsarbeit" nicht ohne weiteres kompatibel.

Diese integrative Entwicklung der Verhaltenstherapie verläuft im Spannungsfeld der sich selbst behauptenden, neuen Ansätze und deren Einbindung in den „großen Strom". Die Schematherapie versucht, Elemente aus anderen Therapieansätzen, zum Beispiel die erlebnisaktivierenden Techniken der Gestalttherapie, in die sich weiter entwickelnde Verhaltenstherapie einzubringen. Natürlich ist die Verhaltenstherapie dabei „wählerisch" und assimiliert die einzelnen Methoden in der Regel nicht unverändert, sondern transformiert sie. Eine Integration geschieht dabei leichter auf der Ebene der Techniken (siehe Linden & Hautzinger, 2015) als der Modelle. Bezogen auf die Elemente der Schematherapie werden in der Verhaltenstherapie bereits Imaginationstechniken und vereinzelt auch Stühledialoge eingesetzt, häufig allerdings oft in nur rudimentärer Weise, die nicht die Intensität und Strukturiertheit des Einsatzes im schematherapeutischen Kontext erreicht.

Betrachtet man die (auch im Vergleich mit anderen Ansätzen) sehr niedrigen Abbruchquoten der schematherapeutisch behandelten Patient*innen (Studienergebnisse dazu siehe Kapitel 6.1), kann sich die Frage aufdrängen, ob die schematherapeutische Beziehungsgestaltung (wie bei den verschiedenen Persönlichkeitsstörungen nachgewiesen) nicht grundsätzlich in der Verhaltenstherapie hilfreich sein könnte, zumindest bei interaktionell schwierigen Patient*innen, wie zum Beispiel bei Patient*innen mit Abhängigkeitserkrankungen, Patient*innen mit Essstörungen, chronifizierten Zwangsstörungen oder Depressionen. Bei allen diesen Störungen sind entsprechende Konzepte in der Erprobung und zum Teil bereits auch Studien in Arbeit.

Das Schema-Modus-Modell im Kontext der Verhaltensanalyse

Die Systematik der Modi kann mit der Verhaltensanalyse (Bartling, 1992) in Übereinstimmung gebracht werden (siehe Abb. 8). Die sogenannte O-Variable (Organismus-

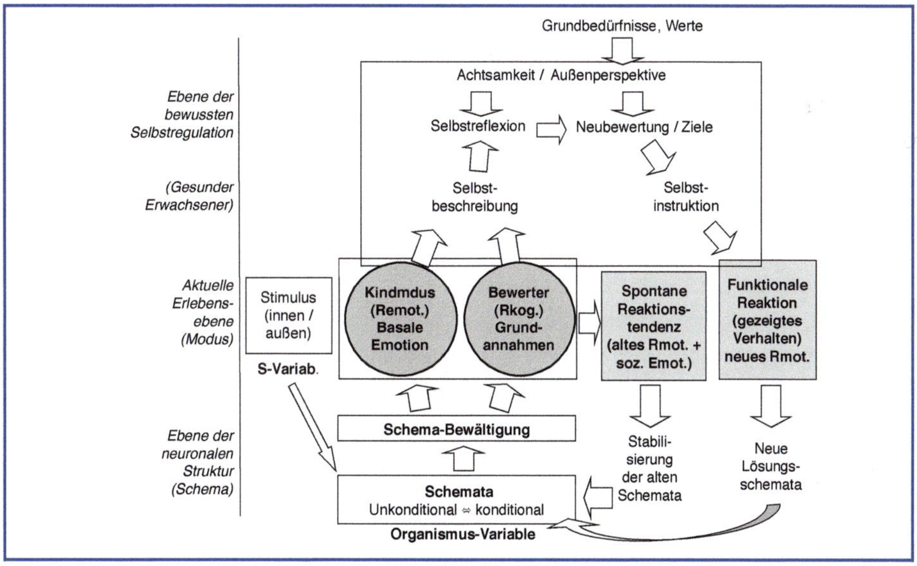

Abbildung 8: *Das Schema-Modus-Modell im Kontext der Verhaltensanalyse (modifiziert nach Roediger & Valente, 2024)*

Variable) umfasst die Schemata und die automatisierten Schema-Bewältigungsreaktionen und erweitert damit natürlich die ursprünglich für organische Aspekte im engeren Sinn vorgegebene Variable. Die innerlich erlebten, spontanen emotionalen und physiologischen Aktivierungen (Kindmodi) können als R emotional und R physiologisch beschrieben, die hintergründigen Grundannahmen (innere Bewerter) als R kognitiv und die sichtbaren Bewältigungsmodi einschließlich der sozialen Emotionen und automatischen Gedanken als komplexes R motorisch verstanden werden im Sinne des „Verhaltens" der Akzeptanz- und Commitmenttherapie (ACT; Hayes et al., 2012). Wichtig ist, die sozialen Emotionen und Kognitionen (im Sinne von negativen automatischen Gedanken) in den Bewältigungsmodi von den hintergründigen bzw. vorangehenden Basisemotionen (der Kindmodi) und dysfunktionalen Grundannahmen (der Bewerter) zu trennen, denn diese sind letztlich der Gegenstand der therapeutischen Neubewertung und Versorgung.

Diese Unterscheidung in vordergründige Verhaltensebene und hintergründige Motivebene greift das Konzept der doppelten Handlungsregulation von Grawe (1998), Caspar (2007) und Sachse (2008) auf und könnte die Verhaltensanalyse im Sinne einer Synthese von horizontaler und vertikaler Verhaltensanalyse umfassender und gleichzeitig differenzierter machen. Somit können alle drei wesentlichen Elemente der Schematherapie zur Weiterentwicklung der Verhaltenstherapie beitragen. Dabei könnte der Problemanalyse-Ansatz um eine Schemaanalyse erweitert werden, aus der heraus sich dann der Einsatz schematherapeutischer Techniken ergäbe.

6.3 Kritische Anfragen an die Schematherapie

Trotz des eingängigen Modells ist die Anwendung der Schematherapie sehr komplex und verlangt gute therapeutische Basisfertigkeiten, eine hohe therapeutische Flexibilität und eine gute Selbstreflexions- und -regulationsfähigkeit der Therapeut*innen.

Schematherapeut*innen brauchen darüber hinaus ein klares eigenes Konzept darüber, was eine gute Elternschaft beinhaltet (siehe Kap. 4.5), um der Anforderung des „begrenzten Nachbeelterns" der Patient*innen gerecht werden zu können. Da bei Weitem nicht alle Psychotherapeut*innen selbst über eine „genügend gute" und bedürfnisbefriedigende Kindheitserfahrung verfügen, ist es unabdingbar, sich als Schematherapeut*in der eigenen Lebensfallen bewusst zu werden und genügend Selbsterfahrungssitzungen zu absolvieren, sodass eigene Schema-Aktivierungen im Umgang mit den Patient*innen gesund bewältigt werden können. Das setzt aufseiten der Schematherapeut*innen ein hohes Maß an persönlicher Öffnungsbereitschaft und Engagement im Sinne der Arbeit an eigenen „Schema-Baustellen" voraus. Ferner weist Linden (2007) zu Recht darauf hin, dass Auszubildende zunächst sicher in der Anwendung verhaltenstherapeutischer Grundtechniken sein und nicht „zwei Musikinstrumente gleichzeitig lernen“ sollten. Eine schematherapeutische Weiterbildung sollte daher frühestens gegen Ende einer Approbationsausbildung erfolgen.

Die volle Wirksamkeit der Schematherapie scheint stark vom präzisen Einsatz der Techniken abzuhängen. Das sollte daher per Videos in der Supervision auch anhand einer schematherapiespezifischen Kompetenzratingskala (STCRS-dt) sehr genau überprüft und geübt werden.

7

Literatur[1]

Adenauer, H. & Schuchardt, J. (2024). *Mein Schematherapie-Journal. Begleiter für die ambulante Schematherapie.* Paderborn: Junfermann.

Antonovsky, A. (1997). *Salutogenese – zur Entmystifizierung der Gesundheit.* Tübingen: dgvt-Verlag [Neuauflage 2024].

Arntz, A. (2010). Schematherapie für Patienten mit Cluster-C-Persönlichkeitsstörungen. In E. Roediger & G. Jacob (Hrsg.), *Fortschritte der Schematherapie* (S. 146–181). Göttingen: Hogrefe.

Arntz, A., Mensink, K., Cox, W., Verhoef, R., van Emmerik, A., Rameckers, S.A. et al. (2023). Dropout from psychological treatment for borderline personality disorder: a multilevel survival meta-analysis. *Psychological Medicine, 53,* 668–686. https://doi.org/10.1017/S0033291722003634

Arntz, A., Rijkeboer, M., Chan, E., Faßbinder, E., Karaosmanoglu, A., Lee, C. & Panzeri, M. (2021). Towards a reformulated theory underlying schema therapy: Position paper of an international workgroup. *Cognitive Therapy and Research, 45,* 1007–1020. doi: 10.1007/s10608-021-10209-5

Arntz, A. & van Genderen, H. (2010). *Schematherapie der Borderline-Persönlichkeitsstörung.* Weinheim: Beltz.

Arntz, A. & Weertman, A. (1999). Treatment of childhood memories: Theory and practice. *Behaviour Research and Therapy, 37* (8), 715–740.

Ball, S.A. (1998). Manualized treatment for substance abusers with personality disorders: dual focus schema therapy. *Addictive Behaviors, 23,* 883–891.

Bamelis, L., Bloo, J., Bernstein, D. & Arntz, A. (2012). Effectiveness Studies. In M. van Vreeswijk, J. Broersen & M. Nardort (Eds.), *The Wiley-Blackwell Handbook of Schema Therapy* (pp. 495–510). Oxford: Wiley-Blackwell.

Bamelis, L., Evers, S., Spinhoven, P. & Arntz, A. (2014). Results of a multicenter randomized controlled trial of the clinical effectiveness of schema therapy for personality disorders. *American Journal of Psychiatry, 171,* 305–322.

Bartling, G. (1992). *Problemanalyse im therapeutischen Prozeß: Leitfaden für die Praxis.* Stuttgart: Kohlhammer.

Beck, A.T., Rush, A.J., Shaw, B.F. & Emery, G. (1979). *Cognitive Therapy of Depression.* New York: Guilford Press.

[1] Die mit Sternchen versehenen Literaturangaben eignen sich besonders als weiterführende Lektüre.

Berne, E. (2006). *Die Transaktionsanalyse in der Psychotherapie* (2. Aufl.). Paderborn: Junfermann.

Bernstein, D.P., Keulen-de Vos, M., Clercx, M., de Vogel, V., Kersten, G.C., Lancel, M. et al. (2023). Schema therapy for violent PD offenders: A randomized clinical trial. *Psychological Medicine, 53* (1), 88–102.

Bernstein, D.P., Nijman, H., Karos, K., Keulen-de Vos, M., de Vogel, V. & Luker, T. (2012). Schema therapy for forensic patients with personality disorders: design and preliminary findings of multicenter randomized clinical trial in the Netherlands. *International Journal of Forensic Mental Health, 11,* 312–324.

Bongartz, W. & Bongartz, B. (2000). *Hypnosetherapie.* Göttingen: Hogrefe.

Boterhoven de Haan, K.L., Lee, C.W., Faßbinder, E., van Es, S.M., Menninga, S., Meewisse, M.-L. et al. (2020). Imagery rescripting and eye movement desensitisation and reprocessing as treatment for adults with post-traumatic stress disorder from childhood trauma: randomised clinical trial. *The British Journal of Psychiatry, 217* (5), 609–615. doi: 10.1192/bjp.2020.158

Brisch, K.H. (2009). *Bindungsstörungen: Von der Bindungstheorie zur Therapie.* Stuttgart: Klett-Cotta.

Brockman, R.N., Simpson, S., Hayes, C., van der Wijngaart, R. & Smout, M. (2023). *Cambridge Guide to Schema Therapy.* Cambridge Guides to the Psychological Therapies. Cambridge: Cambridge University Press.

Carter, J.D., McIntosh, V.V., Jordan, J., Porter, R.J., Frampton, C.M. & Joyce, P.R. (2013). Psychotherapy for depression: a randomized clinical trial comparing schema therapy and cognitive behavior therapy. *Journal of Affective Disorders, 151,* 500–505.

Caspar, F. (2007). *Beziehungen und Probleme verstehen. Eine Einführung in die psychotherapeutische Plananalyse.* Bern: Hans Huber.

Cassidy, J. & Shaver, P.R. (1999). *Handbook of Attachment. Theory, Research, and clinical Applications.* New York/London: The Guilford Press.

Ekman, P. (1993). Facial expression and emotion. *American Psychologist, 48,* 384–392.

Farrell, J.M. & Shaw, I.A. (2013). *Schematherapie in Gruppen.* Weinheim: Beltz.

Farrell, J.M., Shaw, I.A. & Webber, M.A. (2009). A schema-focused approach to group psychotherapy for outpatients with borderline personality disorder: A randomized controlled trial. *Journal of Behavior Therapy and Experimental Psychiatry, 40,* 317–328.

Faßbinder, E., Assmann, N., Schaich, A., Heinecke, K., Wagner, T., Sipos, V., Jauch-Chara, K. et al. (2018). PRO*BPD: Effectiveness of outpatient treatment programs for borderline personality disorder: A comparison of Schema therapy and dialectical behavior therapy: Study protocol for a randomized trial. *BMC Psychiatry, 18* (1), 341. doi:10.1186/s12888-018-1905-6

*Faßbinder, E., Schweiger, U. & Jacob, G. (2016). *Therapie-Tools Schematherapie.* Weinheim: Beltz.

Ferenczi, S. (1988). *Ohne Sympathie keine Heilung: Das klinische Tagebuch von 1932.* Frankfurt a. M.: Fischer.

Foa, E.B. & Kozak, M.J. (1986). Emotional processing of fear: exposure to corrective information. *Psychological Bulletin, 99,* 20–35.

Fonagy, P., Jurist, E.L., Gergely, G. & Target, M. (2008). *Affektregulierung, Mentalisierung und die Entwicklung des Selbst* (3. Aufl.). Stuttgart: Klett-Cotta.

Frank, J.D. & Frank, J.B. (1991). *Persuasion and Healing. A comparative study of psychotherapy* (third edition). Baltimore: John Hopkins.

Freud, S. (1919). *Ein Kind wird geschlagen.* GW XII. Frankfurt a. M.: Fischer.

Giesen-Bloo, J., van Dyck, R., Spinhoven, P., van Tilburg, W., Dirksen, C., van Asselt, T. et al. (2006). Outpatient psychotherapy for borderline personality disorder: a randomized trial for schema-focused-therapy versus transference focused psychotherapy. *Archives of General Psychiatry, 63,* 649–658.

Grawe, K. (1998). *Psychologische Therapie.* Göttingen: Hogrefe.

Grawe, K. (2004). *Neuropsychotherapie.* Göttingen: Hogrefe.

Grawe, K., Donati, R. & Bernauer, F. (1994). *Psychotherapie im Wandel. Von der Konfession zur Profession.* Göttingen: Hogrefe.

Greenberg, L. (2002). *Emotion-focused therapy: coaching clients to work through feelings.* Washington, D.C.: American Psychological Association Press.

Gross, E.N., Stelzer, N. & Jacob, G. (2012). Treating obsessive-compulsive disorder with the schema mode model. In M. van Vreeswijk, J. Broersen & M. Nadort (Eds.), *Handbook of Schema Therapy: Theory, Research and Practice* (pp. 173–184). Sussex: Wiley.

Gude, T. & Hoffart, A. (2008). Change in interpersonal symptoms after cognitive agoraphobia and schema-focused therapy versus psychodynamic treatment as usual of inpatients with agoraphobia and cluster personality disorder. *Scandinavian Journal of Psychology, 49,* 195–199.

Guidano, V.F. & Liotti, G. (1983). *Cognitive Processes and Emotional Disorder: A Structural Approach to Psychotherapy.* New York: Guilford Press.

Hartmann, J., Lange, D. & Victor, D. (2015). Interpersonelle Diskriminationsübung. In M. Linden & M. Hautzinger (Hrsg.), *Verhaltenstherapiemanual* (8. Aufl., S. 159–162). Heidelberg/New York: Springer.

Hayes, S.C. (2004). Acceptance and commitment therapy, relational frame theory, and the third wave of behavioral and cognitive therapies. *Behavioral Therapy, 35,* 639–665.

Hayes, S.C., Strohsal, K.D. & Wilson, K.G. (2012). *Acceptance and Commitment Therapy: The Process and Practice of Mindful Change.* New York: Guilford Press.

Holmes, E.A., Coughtrey, A.E. & Connor, A. (2008). Looking at or through rose-tinted glasses? Imagery perspective and positive mood. *Emotion, 8,* 875–879.

Jacob, G. & Arntz, A. (2013). Schema Therapy for Personality Disorders – A Review. *International Journal of Cognitive Therapy, 6* (2), 171–185.

*Jacob, G. & Arntz, A. (2015). *Schematherapie in der Praxis.* Weinheim: Beltz.

Jacob, G. & Seebauer, L. (Hrsg.). (2013). *Fallbuch Schematherapie.* Weinheim: Beltz.

*Jacob, G., van Genderen, H. & Seebauer, L. (2017). *Andere Wege gehen. Lebensmuster verstehen und verändern – ein schematherapeutisches Selbsthilfebuch.* Weinheim: Beltz.

Kellogg, S. & Young, J.E. (2006). Schema therapy for borderline personality disorder. *Journal of Clinical Psychology, 62* (4), 445–458.

Kelly, G.A. (1955). *The Psychology of Personal Constructs.* New York: Norton.

Köhler, H. & Grünwald, L. (2010). Begutachtung von Verhaltenstherapieanträgen, die schematherapeutische Überlegungen berücksichtigen. In E. Roediger & G. Jacob (Hrsg.), *Fortschritte der Schematherapie* (S. 104–112). Göttingen: Hogrefe.

Kriston, L., Schäfer, J., Jacob, G., Härter, M. & Hölzel, L. (2013). Reliability and validity of the German version of the Young schema questionnaire – short form 3 (YSQ-S3). *European Journal of Psychological Assessment, 29* (3), 205–212. doi: 10.1027/1015-5759/a000143

Lambert, M.J. (2013). The efficacy and effectiveness of psychotherapy. In M.J. Lambert (Ed.), *Bergin and Garfield's Handbook of Psychotherapy and behavior change* (sixth edition, pp. 169–218). Hoboken: Wiley.

Leahy, R.L. (2001). *Overcoming resistance in Cognitive therapy.* New York: The Guilford Press.

Linden, M. (2007). Ist die Bezeichnung »Verhaltenstherapie« noch zeitgemäß? *Verhaltenstherapie, 17,* 149–150.

Linden, M. & Hautzinger, M. (Hrsg.). (2015). *Verhaltenstherapiemanual* (8. Aufl.). Heidelberg/New York: Springer.

Linehan, M.M. (1996). *Dialektisch-Behaviorale Therapie der Borderline-Persönlichkeitsstörung.* München: CIP-Medien.

Lobbestael, J., van Vreeswijk, M. & Arntz, A. (2008). An empirical test of schema mode conceptualisations in personality disorders. *Behaviour Research and Therapy, 46,* 854–860.

Lobbestael, J., van Vreeswijk, M., Spinhoven, P., Schouten, E. & Arntz, A. (2010). Reliability and validity of the Short Schema Mode Inventory (SMI). *Behavioural and Cognitive Psychotherapy, 38,* 437–458.

Maturana, A. & Varela, F.S. (1987). *Der Baum der Erkenntnis.* München/Bern/Wien: Scherz.

McCullough, J. (2000). *Treatment for Chronic Depression.* Cognitive Behavioral Analysis System of Psychotherapy. New York: Guilford Press.

Meichenbaum, D.H. & Goodman, J. (1971). Training impulsive children to talk to themselves: a means of developing self-control. *Journal of Abnormal Psychology, 77,* 115–126.

Messer, S.B. (2001). Introduction to the special issue of assimilative integration. *Journal of Psychotherapy Integration, 11,* 1–4.

Miller, W.R. & Rollnick, S. (1999). *Motivierende Gesprächsführung. Ein Konzept zur Beratung von Menschen mit Suchtproblemen.* Freiburg i. Br.: Lambertus.

Nadort, M., Arntz, A., Smit, J.H., Giesen-Bloo, J., Eikelboom, M., Spinhoven, P. et al. (2009). Implementation of schema therapy for borderline personality disorders with versus without crisis support by the therapist outside office hours: a randomized trial. *Behavior Research and Therapy, 47,* 961–973.

Neuberger-Schmidt, M. (2014). *Kindern liebevoll Grenzen setzen.* München: Gräfe und Unzer.

Neumann, A., Roediger, E., Laireiter, A.-R. & Kus, Chr. (2013). *Schematherapeutische Supervision in verhaltenstherapeutischer Aus- und Fortbildung – ein integratives Supervisionskonzept.* Göttingen: Hogrefe.

Oei, T.P.S. & Baranoff, J. (2007). Young schema questionnaire: Review of psychometric and measurement issues. *Australian Journal of Psychology, 59,* 78–86.

Peichl, J. (2007). *Die inneren Trauma-Landschaften. Borderline, Ego-State, Täterintrojekte.* Stuttgart: Schattauer.

Reddemann, L. (2001). *Imagination als heilsame Kraft* (Leben Lernen 141). Stuttgart: Klett-Cotta.

Reiss, N., Lieb, K., Arntz, A., Farrell, J. & Shaw, I. (2014). Responding to the treatment challenge of patients with severe BPD: Results of three pilot studies of inpatient schema therapy. *Behavioural and Cognitive Psychotherapy, 42,* 355–367.

Renner, F., Lobbestael, J., Peeters, F., Arntz, A. & Huibers, M. (2012). Early maladaptive schemas in depressed patients: Stability and relation with depressive symptoms over the course of treatment. *Journal of Affective Disorders, 136,* 581–590.

*Roediger, E. (2011). *Praxis der Schematherapie.* Stuttgart: Schattauer.

Roediger, E. (2012). Why are mindfulness and acceptance central elements for therapeutic change? An integrative perspective. In M. van Vreeswijk, J. Broersen & M. Nadort (Eds.), *Handbook of Schema Therapy. Theory, Research and Practice* (pp. 239–248). Sussex: Wiley.

Roediger, E. (2013). Schematherapie bei Patientinnen mit sexuellen Missbrauchserfahrungen in der Kindheit. *Trauma & Gewalt, 7* (1), 8–19.

Roediger, E. (2016). Ressourcenaktivierung durch Perspektivwechsel. Stehen Sie doch einfach einmal auf! Ein Plädoyer für mehr Bewegung(en) in der Verhaltenstherapie. *Verhaltenstherapie, 26* (2), 117–123.

Roediger, E. (2018). *Was ist Schematherapie? Eine Einführung in Grundlagen, Modell und Anwendung.* Paderborn: Junfermann.

*Roediger, E. (2023). *Raus aus den Lebensfallen. Das Schematherapie-Patientenbuch.* (3. Aufl.) Paderborn: Junfermann.

Roediger, E., Simeone-DiFranceso, C. & Stevens, B. (2015). *Paare in der Schematherapie. Von der Einbeziehung des Partners bis zur Paartherapie.* Weinheim: Beltz.

Roediger, E. & Valente, M. (2023). Schematherapie. In T. Heidenreich & J. Michalak (Hrsg.), *Verhaltenstherapie in Bewegung. Störungsspezifische und transdiagnostische Perspektiven* (S. 246–270). Weinheim: Beltz.

Roediger, E. & Valente, M. (2024). *Schematherapie. Kontextuell – prozessbasiert – interpersonal.* Stuttgart: Schattauer.

Rogers, C.R. (1977). *Klientenzentrierte Psychotherapie.* München: Kindler.

Rudolf, G. (2006). *Strukturbezogene Psychotherapie.* Stuttgart: Schattauer.

Sachse, R. (2008). *Klärungsorientierte Schemabearbeitung. Dysfunktionale Schemata effektiv verändern.* Göttingen: Hogrefe.

Saddichha, S., Kumar, A. & Pradhan, N. (2012). Cognitive schemas among mental health professionals: Adaptive or maladaptive? *Journal of Research in Medical Sciences, 17,* 523–526.

Schmucker, M. & Köster, R. (2014). *Praxishandbuch IRRT* (Leben lernen 269). Stuttgart: Klett-Cotta.

Schore, A.N. (2003). *Affect regulation and the repair of the self.* New York: W.W. Norton & Company.

Siegel, D.J. (2006). *Wie wir werden die wir sind.* Paderborn: Junfermann.

Simpson, S.G., Morrow, E., van Vreeswijk, M. & Reid, C. (2010). Group schema therapy for eating disorders: a pilot study. *Frontiers in Psychology, 1,* 182. doi: 10.3389/fpsyg.2010.00182

Stromberg, C. (Hrsg.). (2024). *Praxisbuch Schematherapie. Umgang mit dysfunktionalen Bewältigungsmodi und Aufbau des Gesunden Erwachsenenmodus.* Stuttgart: Kohlhammer.

Stromberg, C. & Zickenheiner, K. (2021). *Emotionale Regulation bei psychischen Störungen. Praxis der Verhaltenstherapie schematherapeutisch erweitert.* Berlin/Heidelberg: Springer.

Teasdale, J.D., Moore, R.G., Hayhurst, H., Pope, M., Williams, S. & Segal, Z.V. (2002). Metacognitive awareness and prevention of relapse in depression: empirical evidence. *Journal of Consulting and Clinical Psychology, 70,* 275–287.

Thich Nhat Hanh (2013). *Alles, was du tun kannst für dein Glück. Übungen für Körper, Seele und Geist.* Freiburg: Herder.

Thich Nhat Hanh (2014). *Du bist ein Geschenk für die Welt. Achtsam leben jeden Tag.* München: Kösel.

Thiel, N., Jacob, G., Tuschen-Caffier, B., Herbst, N., Külz, A.K., Hertenstein, E. et al. (2016). Schema therapy augmented exposure and response prevention in patients with obsessive-compulsive disorder: Feasibility and efficacy of a pilot study. *Journal of Behavior Therapy and Experimental Psychiatry, 52,* 59–67.

Thomä, H. & Kächele, H. (1985). *Lehrbuch der Psychoanalyse.* Berlin/Heidelberg/New York: Springer.

van Asselt, A.D., Dirksen, C.D., Arntz, A., Giesen-Bloo, J.H., van Dyk, R., Spinhoven, P. et al. (2008). Out-patient psychotherapy for boderline personality disorder: cost-effectiveness of schema-focused therapy v. transference focused psychotherapy. *British Journal of Psychiatry, 192,* 450–457.

van den Berg, D., de Bont, P., van der Vleugel, B., de Roos, C., de Jongh, A., van Minnen, A. & van der Gaag, M. (2015). Prolonged exposure versus eye movement desensitization and reprocessing versus waiting list for posttraumatic stress disorder in patient with a psychotic disorder. *Jama Psychiatry, 72* (3), 259–267.

Wampold, B.E. (2001). *The great psychotherapy debate. Models, methods and findings.* New York: Routledge.

Watkins, J.G. & Watkins, H.H. (2003). *Ego-States. Theorie und Therapie.* Heidelberg: Carl-Auer Systeme.

Weertman, A. & Arntz, A. (2007). Effectiveness of treatment of childhood memories in cognitive therapy for personality disorders: a controlled study contrasting methods focusing on the present and methods focusing on childhood memories. *Behaviour Research and Therapy, 45,* 2133–2143.

Wibbelink, C., Venhuizen, A.S., Grasman, R., Bachrach, N., van den Hengel, C., Hudepohl, S. et al. (2023). Group schema therapy for Cluster-C-Personality Disorders: A multicenter open pilot study. *Clinical Psychology & Psychotherapy, 30* (6), 1279–1302. doi: 10.1002/cpp.2903

Winnicott, D.W. (1973). *Vom Spiel zur Kreativität.* Stuttgart: Klett.

Yakin, D., Grasmann, R. & Arntz, A. (2020). Schema modes as a common mechanism of change in personality pathology and functioning: results from a randomized controlled trial. *Behavior Research and Therapy, 126,* 103553. https://doi.orgg/10.1016/j.brat.2020.103553

Yalom, I. (2010a). *Existentielle Psychotherapie.* Edition Humanistische Psychologie. Bergisch Gladbach: Verlag Andreas Kohlhage.

Yalom, I. (2010b). *In die Sonne schauen. Wie man die Angst vor dem Tod überwindet.* München: btb Verlag.

Young, J.E. (2010). Verhaltenstherapie ist wirklich integrativ. In E. Roediger & G. Jacob (Hrsg.), *Fortschritte der Schematherapie* (S. 306–311). Göttingen: Hogrefe.

Young, J.E., Arntz, A., Atkinson, T., Lobbestael, J., Weishaar, M., van Vreeswijk, M. & Klokman, J. (2007). *Schema Mode Inventory.* New York: Schema Therapy Institute (deutsche Übersetzung von Rothemund, Pillmann, Dominiak & Jacob, 2010. SMI-Deutsch. Das SchemaModus-Inventar).

*Young, J.E., Klosko, J.S. & Weishaar, M.E. (2005). *Schematherapie – ein praxisorientiertes Handbuch.* Paderborn: Junfermann.

Zarbock, G. (2008). *Praxisbuch Verhaltenstherapie. Grundlagen und Anwendung biografisch-systemischer Verhaltenstherapie.* Lengerich: Pabst.

*Zarbock, G. (2014). *Einladung zur Schematherapie.* Weinheim: Beltz

Anhang

Therapiematerialien

Abbildung 1: *Klassisches Modusmodell (Jacob & Seebauer, 2013)*

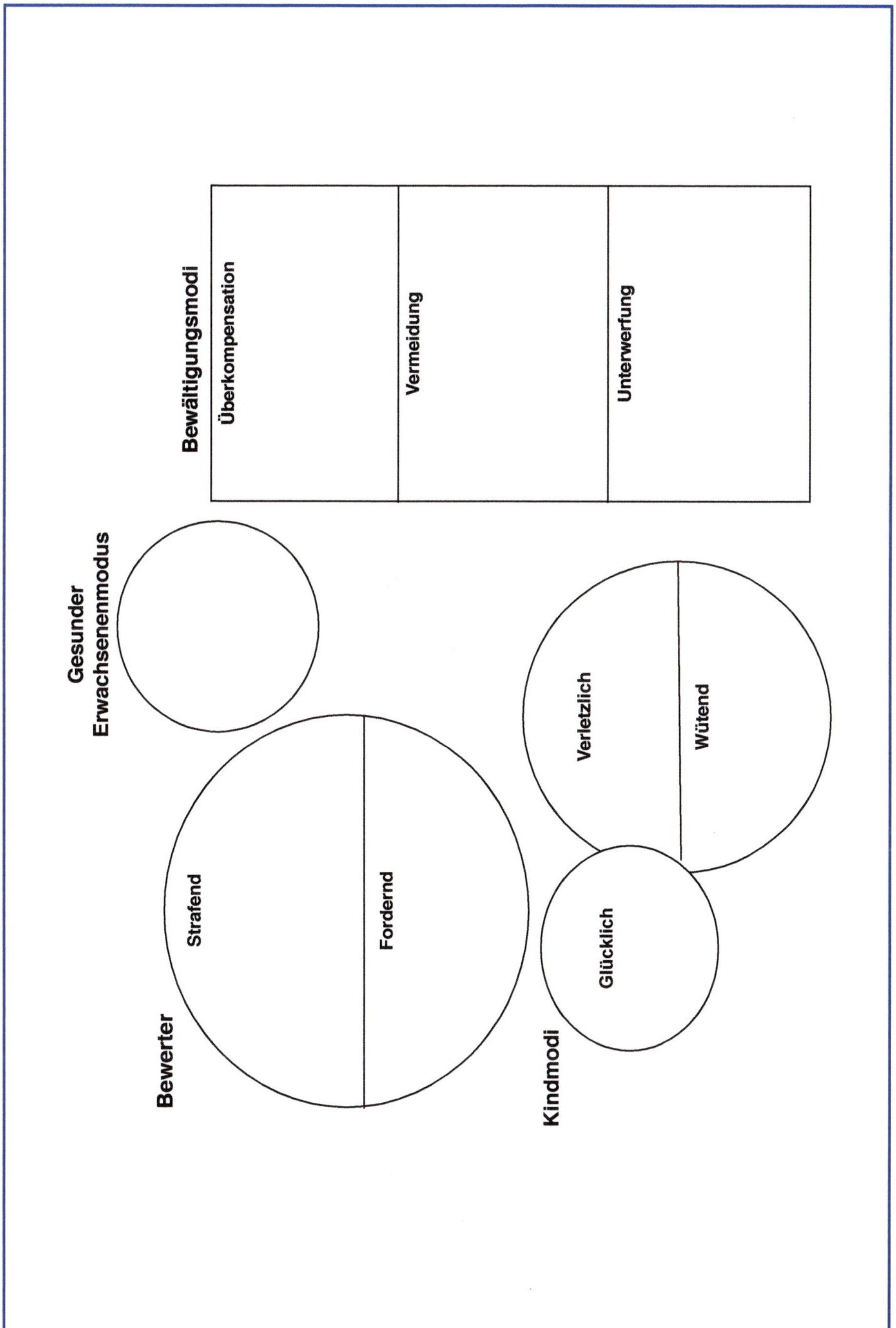

J. Schuchardt & E. Roediger (2024). *Schematherapie.* Tübingen: Psychotherapie-Verlag.

Abbildung 2: *Moduslandkarte nach Roediger*

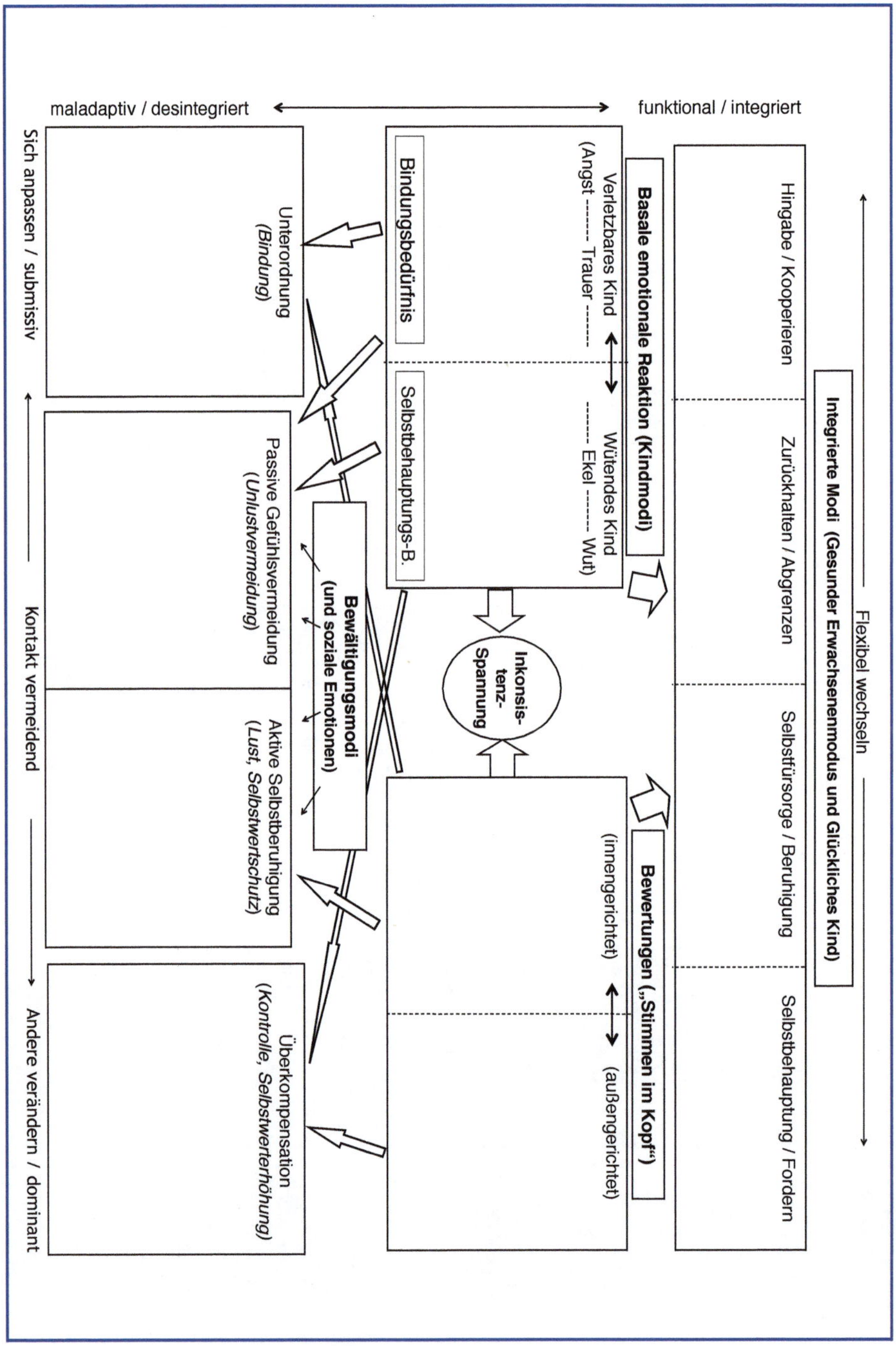

Tabelle 6: *Schema-Tagebuch (Kurzform)*

Schema: 0–100 %				
Montag				
Dienstag				
Mittwoch				
Donnerstag				
Freitag				
Samstag				
Sonntag				

J. Schuchardt & E. Roediger (2024). *Schematherapie.* Tübingen: Psychotherapie-Verlag.

Arbeitsblatt 1: *GE-Modus erkennen*

Woran merke ich, dass ich im GE-Modus bin?
Wie verhalte ich mich im GE-Modus typischerweise?
Welche Gefühle kennzeichnen meinen GE-Modus?
Welche Gedanken sind typisch für den GE-Modus?

Arbeitsblatt 2: *GE-Werte und Ziele (angelehnt an Faßbinder, Schweiger & Jacob, 2016)*

Lebensbereich	Wichtigkeit 0–100	Übereinstimmung Lebensführung 0–100	Ziele für diesen Lebensbereich	Umsetzung dieser Ziele
Partnerschaft, Liebe, Sexualität				
Freundschaften				
Arbeit, berufliches Engagement				
Ausbildung/ Studium				
Beziehung zur Ursprungsfamilie				
Beziehung zur eigenen Familie, Elternrolle				
Hobbys, Freizeitgestaltung				
Natur				
Spiritualität/ Religion				
Sport				
Gesundheit				
soziales/ politisches Engagement				

Arbeitsblatt 3: *Zeit im GE-Modus verbringen (angelehnt an Faßbinder, Schweiger & Jacob, 2016)*

Zeit im GE-Modus verbringen
Welche Personen oder Tiere helfen mir, in den GE-Modus zu kommen?
Welche Situationen und Bedingungen helfen mir, in den GE-Modus zu kommen?
Bei welchen Aktivitäten bin ich überwiegend im GE-Modus?
Bei folgenden Situationen/Menschen muss ich achtsam sein, dass ich nicht aus dem GE-Modus herausfalle:

Arbeitsblatt 4: *Aufbau von Aktivitäten, die meinen GE-Modus stärken*

Die letzten Spalten soll der*die Patient*in individuell ausfüllen.

Aktivität	hilfreich: ja oder nein	Zeitpunkt zum Ausprobieren
Sport treiben: z. B. Schwimmen, Joggen, Walken, Radfahren		
Musik machen, Singen		
Gespräch mit einem Freund*einer Freundin		
sich beruflich engagieren		
ein Tier versorgen oder beobachten		
ein Konzert besuchen		
eine Reise planen/unternehmen		
Zimmer/Wohnung aufräumen		
Zeit alleine verbringen		
jemanden um Hilfe bitten		
einen Ausflug machen		
etwas reparieren oder erledigen, was man schon lange vorhatte		
die Zeitung oder ein gutes Buch lesen		
einen Spaziergang machen		
eine To-do-Liste schreiben, eine Sache davon erledigen und abhaken		
ein gesundes Gericht für sich kochen		
ein Hobby betreiben		
Basteln, Bauen		

Arbeitsblatt 5: *Wochen-Modus-Protokoll*

Tage	Kind-modus 0–100 %	Antreiber/ Bewerter-Modus 0–100 %	maladaptive Bewältigungs-modi 0–100 %	GE-Modus 0–100 %	Zufrieden-heit mit Modi 0–100 %
Montag					
Dienstag					
Mittwoch					
Donnerstag					
Freitag					
Samstag					
Sonntag					

J. Schuchardt & E. Roediger (2024). *Schematherapie.* Tübingen: Psychotherapie-Verlag.

Arbeitsblatt 6: *Schema-Modus-Memo*

1. **Benennen des aktualisierten Gefühls**
   Im Augenblick fühle ich (Emotion) ....
   ....
   ....
   weil (aktuelle Auslösesituation) ....
   ....

2. **Erkennen der aktivierten Schemata/Modi und der Bewältigung**
   Ich weiß, dass das wahrscheinlich mein (Schema/Modus) ....
   .... ist,
   das/den ich durch (Kindheitssituation) ....
   ....
   .... erlernt habe.
   Diese Aktivierung löst bei mir (altes Bewältigungsverhalten) ....
   .... aus.

3. **Anerkennen der Dysfunktionalität/Realitätsprüfung**
   Obwohl ich glaube (negativer Gedanke/Innere-Bewerterstimme), ...
   ....
   ....
   ist die Realität, dass (rationale Sichtweise/Gesunder Erwachsener) ....
   ....
   ....
   Beweise (konkrete Beispiele): ....
   ....
   ....

4. **Trennen vom alten und Einbrennen des neuen Verhaltensimpulses**
   Obwohl ich bisher immer (altes Bewältigungsverhalten), ...
   ....
   könnte ich stattdessen (alternative Lösungen) ....
   ....
   ....
   ....

J. Schuchardt & E. Roediger (2024). *Schematherapie.* Tübingen: Psychotherapie-Verlag.

Leitfaden Drei-Schritt-Übung

1) Kontakt zum Kindmodus aufnehmen
   (Achtsamkeitshaltung)

2) Gefühl wahrnehmen und benennen
   (Bezug zum Modusmodell)

3) Gefühl versorgen
   (emotionales Grundbedürfnis befriedigen)

Phase I: Therapeut*in geht auf den drei Stühlen die GE-Positionen modellhaft durch, während Patient*in auf dem Kindmodus-Stuhl verbleibt.

Phase II: Patient*in geht die drei GE-Positionen auf den Stühlen selbst durch, Therapeut*in kann Patient*in dabei unterstützend begleiten, nimmt aber keine aktive Rolle mehr dabei ein.

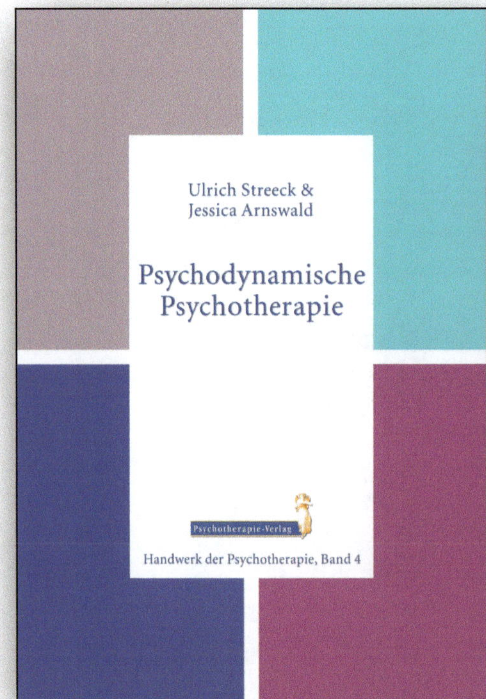
Ulrich Streeck &
Jessica Arnswald
Psychodynamische
Psychotherapie
Psychotherapie-Verlag
Handwerk der Psychotherapie, Band 4

Dirk Revenstorf

Hypnotherapie und Hypnose

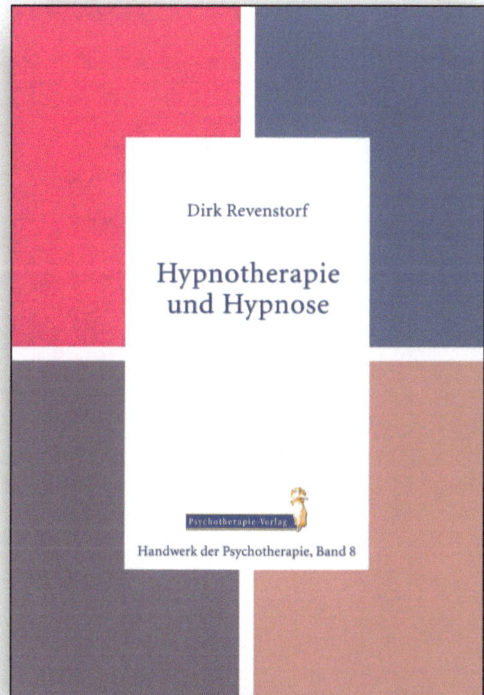

Handwerk der Psychotherapie
Band 8
hrsg. von Steffen Fliegel
2017
160 Seiten | 19,80 Euro
ISBN 978-3-86333-008-8

Auch als E-Book erhältlich:
EUR 17,99
ISBN 978-3-86333-908-1

Dieser Band bietet eine kurz gefasste Einführung in das vielschichtige Phänomen der Hypnose und ihrer klinischen Anwendung. Die neurobiologischen Grundlagen der hypnotischen Trance als verändertes Bewusstsein werden erklärt, Indikation und empirische Wirksamkeitsbelege dargestellt. Auch werden die Gemeinsamkeiten und Unterschiede zur Bühnenhypnose und mit der Methode verbundene Gefahren erläutert. Viele Fallbeispiele veranschaulichen die Wirkmechanismen der Hypnose als Therapieform in einem quasi Ich-freien Zustand.

Das Buch informiert in leicht verständlicher Form über alles, was man von der Hypnose als Therapiemethode wissen sollte, die sich auch als wirksame Ergänzung anderer Verfahren bewährt hat.

Hechinger Str. 203 | 72072 Tübingen
Tel.: 07071 - 77 03 99
mail@psychotherapie-verlag.com
www.psychotherapie-verlag.com

Psychotherapie-Verlag

Kai Born

Kognitive Therapie

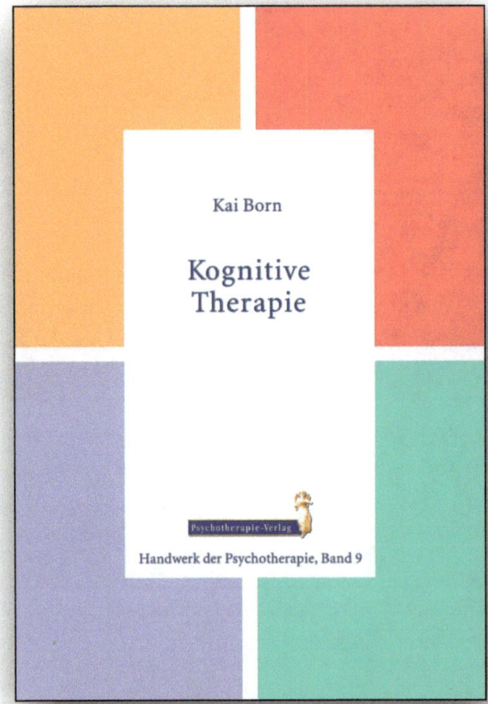

Handwerk der Psychotherapie
Band 9
hrsg. von Andreas Veith
2019
180 Seiten | 19,80 Euro
ISBN 978-3-86333-009-5
Auch als E-Book erhältlich:
EUR 17,99
ISBN 978-3-86333-909-8

Immer mehr Menschen leiden unter psychischen Störungen, deren Ursache emotionale Probleme sind, also Probleme mit der Erfüllung oder dem Schutz der persönlichen Grundbedürfnisse. Diese emotionalen Probleme entstehen auf dem Boden ungünstiger Sichtweisen von sich selbst, den anderen Menschen und der Welt. Vor allem wird die Quelle des Leids nach außen attribuiert – die anderen Menschen und die Umstände verursachen meine Gefühle und meine Probleme. Damit wären Veränderungen weitgehend unmöglich.

Hier kann die Kognitive Therapie helfen, indem man mit den Patient*innen deren grundlegende Sichtweisen sondiert, sodass sie die Irrationalität und Dysfunktionalität ihrer gelernten Modelle erkennen.

Hechinger Str. 203 | 72072 Tübingen
Tel.: 07071 - 77 03 99
mail@psychotherapie-verlag.com
www.psychotherapie-verlag.com

Psychotherapie-Verlag